암에
걸리지 않고
장수하는
30가지
습관

KONDO MAKOTO GA
YATTEIRU GAN NI NARANAI 30 NO SYUKAN
by Kondo Makoto

Copyright ⓒ 2017 by Kondo Makoto
Korean translation copyright ⓒ 2019 by THENAN Contents Group Co., Ltd.
All rights reserved.

Original Japanese language edition published by Takarajimasha, Inc.
Korean translation edition published by arrangement with
Takarajimasha, Inc. through BC Agency.

암에
걸리지 않고
장수하는
30가지
습관

현대의학이
놓치고 있는
암 치료의
맹점

곤도 마코토 지음
홍성민 옮김

ℹ️ 더난출판

어차피 죽을 거라면
병원보다 내 집에서 죽고 싶다

"그런데 선생님은 인생을 어떻게 마무리하고 싶으세요?"

환자가 내게 물었다.

"죽기 직전까지 남의 손 안 빌리고 지내다 한번에 꼴깍 갔으면 좋겠어요."

"모두 그게 꿈인데 쉽지 않으니까 '참배하면 오래 앓지 않고 한번에 죽는다는 절'이 붐비는 거겠죠?"

"하지만 옛날에는 대부분 자기 집에서 나무가 말라가듯 눈을 감았잖아요. 지금도 그렇게 어려운 일은 아닙니다."

오늘도 세컨드 오피니언(Second Opinion, 주치의가 아닌 다른 의사의 진단이나 소견 - 옮긴이) 외래에서 환자와 이런 대화를 나눴다.

얼마 전에 나는 노인 홈(고령자가 입소해서 생활하는 시설의 총칭 - 옮긴이) 의사 나카무라 진이치中村仁一와 나눈 대담을 엮은 책『어차피 죽을 거라면 암이 낫다』를 손봐서 새로 출간했다. 40년 넘게 의사로 일하며 수만 명의 환자를 진찰한 우리가 '암은 무던한 병이다', '마지막까지 정신도 또렷하고 몸도 비교적 움직일 수 있어서 평온하게 죽을 수 있다. 다만 치료를 하지 않았을 때의 이야기다' 하고 의기투합해 큰 반향을 일으킨 바 있다.

이번 책은 그 주제를 좀 더 발전시켜서 '어차피 죽을 거라면 암보다 자연사(노쇠사)'를 권하는 내용이다.

지금 일본에는 100세 고령자가 수만 명이나 있는데, 사후에 해부를 하면 거의 모든 사람에게서 암이 발견된다. 전립선암만 해도 80대 남성의 90퍼센트가 갖고 있다. 암을 눈치채지 못하고 오래 살다가 편하게 세상을 떠나는 사람도 부지기수로 많다.

이 책에서 말하는 '암에 걸리지 않는다'는 것은 '암을 멀리하다'라는 뜻 외에도 '암을 발견할 수 있는 검사를 받지 않는다', '암을 잊고 무시한다', '암 치료를 하지 않는다'는 의미가 포함되어 있다.

이와 관련하여 소개하는 30가지 습관은 가장 평온하게 장수하는 비결이기도 하다.

치료로 고생만 하다 죽고 싶지 않다

암을 일찍 발견할수록 고통만 받다 빨리 죽기 쉽다. 이 진실을 깨달은 것은 게이오대학병원의 수련의(의사면허 취득 후 일정 기간 동안 병원에서 임상연수를 받는 의사-옮긴이)가 되고 얼마 지나지 않았을 때였다.

어른이 앓는 병은 대개 '노화'라는 자연 현상으로, 증상을 억제할 수는 있지만 완치는 거의 불가능하다. 그런데도 치료의 부작용과 후유증은 고통스럽고 심각하다.

물론 나도 암이나 병이 발견되어 치료로 고생만 하다 죽는 것은 딱 질색이다. 그런 생각을 한 지 40년, 나는 '의사를 멀리한다', '건강검진 등의 검사를 받지 않는다', '약을 먹지 않는다' 등 이 책에서 말하는 30가지 습관을 꾸준히 지켜왔다. 인플루엔자, 오십견, 대상포진, 20년이나 지속된 지독한 불면증 등을 전부 병원에 가거나 약을 먹지 않고 자력으로 견

여냈다.

오늘날까지 병으로 일을 쉰 적은 한 번도 없다. 원래 내 몸이 건강한 것이 아닐까 생각할 텐데, 나는 개업의였던 아버지에게 늘 주사를 맞는 허약한 어린 시절을 보냈다. 말라리아에 걸리고, 항생제 주사를 너무 맞아서 무릎과 엉덩이가 땅기는 '근경축증'으로 바닥을 기어 다닌 적도 있다.

아버지의 뒤를 이어 의사가 된 후에는 환자도 나도 약에 절어서 늘 컨디션이 나빴던 건지도 모른다. 아버지는 원체 성실해서 폭풍우가 치는 날에도 왕진을 갔는데, 돌이켜보면 '피곤하다, 이러다 곧 죽겠지'가 아버지의 입버릇이었다. 어린 나는 그런 말을 들을 때마다 불안해서 어쩔 줄 몰랐다.

무턱대고 병원부터 찾는 사람들이 줄고 있다

나는 올해 일흔 살이다. 아버지를 반면교사로 삼아 절대 피곤하다고 말하지 않는 습관을 지켜왔다. 대학생 때 결혼하고부터니까 거의 50년간 그래왔다.

환자가 "세컨드 오피니언 외래, 계속해주세요" 하고 말하면 "누군가를 돕는 건 기쁜 일이니까 백 살이 넘어도 할 겁니다" 하고 대답한다. 목표를 갖고 일하는 것이 몸과 마음을 건강하게 한다.

이 책에서는 전 세계의 다양한 의학 자료와 나의 의대 교수 시절 및 세컨드 오피니언 외래 환자의 에피소드, 동서고금 건강 백세의 생활 방식 등 여러 근거를 바탕으로 자기 힘으로 생활하다 평온하게 눈감을 수 있는 방법에 관해 이야기하고자 한다.

본문에서 자세히 언급하겠지만, 최근 10년간 일본인의 자연사가 급속히 증가하고 있다. 무턱대고 병원을 찾지 않는 삶이 확산되고 있는 것이다.

암을 치료해서 '건강한 사람'과 '죽는 사람'은 무엇이 다를까?

아무리 생각해도 이상하지 않은가? 암을 선고받고 똑같이 치료를 받았는데 어떤 사람은 건강하게 살고 또 어떤 사람은 전이로 사망한다. 겉으로는 똑같은 '암'인데 왜 운명이 갈릴까. 또 조기 발견과 조기 치료가 암을 낫게 할 텐데, 왜 죽는 사람은 늘어나기만 할까.

암에는 진짜와 가짜가 있어서 진짜 암은 아무리 빨리 발견해도, 어떤 방법을 써도 낫지 않는다. 치료가 오히려 수명을 단축하기 때문이다.

나는 대학병원의 의사가 된 후로 한동안 유방암 환자에 대한 항암제 치료를 철저히 해왔다. 그런데도 부작용으로 고통스러워하며 죽어가는 환자가 많았다.

내 치료가 틀렸다고 반성하며 의학 논문을 수천 편 읽었다. 그리고 깨달았다. 고형 암(위암이나 유방암 등 암의 90퍼센트를 차지하는, 일정하게 단단한 모양을 하고 있는 암)은 겉으로 보기에는 닮았어도 분명하게 두 가지 유형으로 나뉜다. 나는 그것을 각각 '진짜 암', '유사 암'이라 부르기로 했다.

'진짜 암'과 '유사 암'

암의 뿌리는 단 한 개의 암 줄기세포다. 줄기세포에 전이 능력이 있는 것이 '진짜 암'이다. 이것은 일단 생기면 바로 혈액을 타고 간과 폐, 뼈, 뇌 등에 퍼져서 잠복한다.

인간이 조기 발견할 수 있는 것은 암이 5~20년에 걸쳐 1센티미터 이상 커졌을 때다. 그러나 전이는 암이 1밀리미터 이하일 때 온몸에 흩어지며 일어난다. 그래서 '진짜 암'은 아무리 수술이나 항암제 치료를 해도 전이가 일어난다. 오히려 치료로 암이 기승하기 시작해 수명을 단축시키는 경우가 많다.

반면에 '유사 암'은 줄기세포에 전이 능력이 없어서 목숨을 빼앗지 않는다. 내버려두면 커지지 않고 사라지는 경우도 있다. 그래서 치료하지 않는 편이 낫다.

요컨대 '진짜', '가짜'를 묻지 않고 눈에 보이는 암을 무조건 제거하고 쳐부수는 치료는 의미가 없다는 말이다.

무의미한 치료로 죽지 않기 위해서

실제로 암 방치를 선택한 수백 명의 위암, 폐암, 전립선암, 유방암, 자궁암 환자를 25년 넘게 진찰해왔다. 그리고 지금 단언할 수 있다. 고형 암은 '진짜'도 '가짜'도 가능한 한 방치해서 상황을 보다가 통증이나 호흡 곤란이 생겼을 때 비로소 그것을 경감시키는 완화 케어를 하는 것이 좋다. 요컨대 '치료'가 아니라 '증상 제거'에 초점을 맞춰야 한다. 이것이 가장 고통스럽지 않고 돈도 들지 않는 연명 방법이다.

이 책은 하지 않아도 될 치료로 사망하거나 겪을 필요 없는 통증과 부자유에 눈물 흘리지 않기 위해 '암에 걸리지 않는다, 발견하지 않는다, 치료하지 않는다'는 세 가지 메시지를 전한다.

우리 함께 병원에도 가지 않고, 암에도 걸리지 않고 오래오래 일하며, 치매에도 걸리지 않고, 몸져눕지도 않고, 편안하게 살다 홀쩍 저세상으로 여행을 떠나자.

Contents

2장 | 암으로 일찍 죽지 않는 장수 지혜

3장 | 암 치료로 살해당하지 않는 병원 대처 방법

4장 | 두렵지만 꼭 알아야 할 암에 관한 Q&A

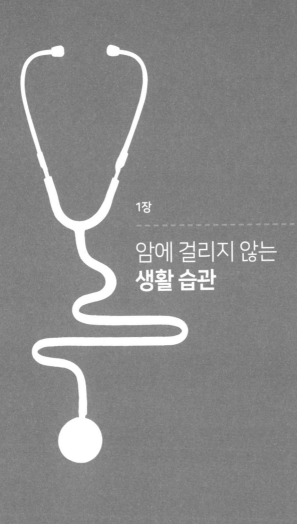

1장

암에 걸리지 않는
생활 습관

의사를 멀리한다

의사를 찾아가기 때문에 '암'이 발견되고,
필요 없는 치료로 일찍 죽는다.

유바라 시에서 암으로 인한 사망이 줄어든 이유

암 환자가 되지 않으려면 지켜야 할 규칙이 있다. '참을 수 없는 통증, 죽을 것 같은 고통이 없는 한 의사를 가까이하지 않는 것'이 그 규칙이다.

물론 건강검진이나 단기입원 종합검사도 받지 않는다. 백신도 접종하지 않는다. 병원에 가지 않으면 암이 발견될 일도 없고, 공연히 치료받을 일도 없다. 그러면 꽤 높은 확률로 평온하게 천수를 누릴 수 있다.

여기에는 좋은 예가 있다. 홋카이도北海道 유바라夕張 시가 재정 파탄으로 병원 문을 닫자 일본인의 3대 사망 원인인 암, 심장병, 폐렴의 사망률이 낮아지고 자택에서 편안히 천수를 다하는 '자연사'가 급증했다.

노인 요양 시설 부속 병원에서 일하며 수많은 임종을 지켜본 나카무라 진이치가 "고령의 나이에 암이 발견되었어도 치료를 바라지 않는 입소자를 80명 이상 간호했다. 어떤 암이든 마지막까지 한 사람도 고통받지 않고 편안히 눈감아서 놀랐다"라고 말한 것이 기억난다.

한편 나가노長野 현은 최근 10년 이상 일본 내 최고 수준의 평균 수명을 기록했다. 2013년에는 남녀 모두에서 최고령자가 나와 매스컴에도 크게 소개되었다.

사실 나가노 현은 20년 전부터 의사 수, 병원의 침상 수, 입원 건수, 입원 일수가 전국에서 가장 적다. 즉 '의료에 가장 돈을 들이지 않는' 현이다. 그리고 자택에서 숨을 거두는 '재택 사망률'도 가장 높다.

요컨대 나가노 현 사람들은 의사를 멀리하면서도 오래 살고, 대부분 정든 자기 집에서 인생을 마무리한다.

'암은 완전히 제거했는데……' 스모 요코즈나의 비극

이쯤에서 의사를 가까이해 수명이 단축된 유명인의 예를 들어보자.

"우리 집 근처에 지요노후지千代の富士 씨가 살아서 자주 봤어요." 나의 세컨드 오피니언 외래를 찾아온 한 암 환자가 이렇게 말했다.

"건강한 사람이었는데 수술하고 순식간에 수척해지더니 거짓말처럼 세상을 떠났잖아요. 치료는 정말 무서운 거구나 싶었죠."

스모 요코즈나(橫綱, 일본 스모의 가장 높은 등급 장사 – 옮긴이)였던 지요노후지는 단기입원 종합검사에서 작은 췌장암을 발견해 바로 수술을 받았다. 그야말로 '조기 발견 · 조기 치료'였다. '암은 완전히 제거했다'고 의사는 말했지만 몇 개월 후 폐로 전이되어 수술 후 1년 만에 사망했다. 체중은 수술 전보다 13킬로그램이나 줄었다고 한다.

가부키(歌舞伎, 일본 고유의 연극 – 옮긴이) 배우 반도 미쓰고로坂東三津五郎도 거의 같은 경과를 거쳐 암이 폐로 전이되어 수술 후 1년 반 만에 사망했다.

췌장암은 '진짜'가 많지만 가만히 내버려두면 대개 잠잠해지고 전이도 바로 나타나지 않는다. 두 사람 모두 검사를 받지 않았다면 지금도 췌장암의 존재조차 모른 채 건강하게 활약했을 가능성이 있다.

대담집 『세상에서 가장 편한 암 치료世界一ラクな「がん治療」』에서 나와 대화를 나눈 의사 만다 료쿠헤이萬田綠平도 이렇게 말했다.

"저희 어머니는 10년도 더 전에 초기 췌장암 진단을 받았어요. 물론 수술은 하지 않았습니다. 재검사를 하지 않았기 때문에 진행되었는지 아닌지 모르지만 어머니는 지금도 건강하게 수영을 하며 지내세요."

만일 내가 앞으로 의사를 찾게 된다면

사실 그는 대학병원의 소화기외과 의사로 17년간 일하며 수많은 암 환자의 수술과 항암제 치료를 담당해왔다. 힘들고 고통스러운 죽음을 지켜보기를 수차례, 지금은 방향을 전환해 재택 완화 케어 의사로 일하고 있다.

그는 "암 치료를 하지 않는 것, 중단하는 것은 절대 삶을 포기하는 것이 아니다. 보다 오래 잘살기 위한 현명한 선택이다"라고 힘주어 말한다.

미국에서는 의료에 대한 새로운 인식이 확산되어서 "목숨과 관계되지 않는 종양을 '암'이라고 부르지 말자. 하지 않아도 되는 검사나 치료가 몸을 아프게 하고, 암이라는 단어의 이미지가 환자를 공포로 내몰기 때문이다"라는 요지의 토론도 시작되었다.

밥을 맛있게 잘 먹을 수 있는데 건강검진이나 단기입원 종합검사에서 암이 발견된다면 대개 '유사 암'이다. 치료할 의미가 없다.

반면에 피가 섞인 가래나 기침, 음식을 삼키기 어려운 증상 등과 함께 발견된다면 진짜 암일 확률이 높다. 그때는 가능한 한 몸을 상하게 하지 않는 방사선이나 라디오파(고주파 전류), 스텐트(장기 내강內腔에 끼워 넣는 금속망으로 된 관) 등의 대처법을 찾는다.

만일 내가 앞으로 의사를 찾게 된다면? 충치. 골절. 밖에서 큰 출혈이 일어나거나 기절 등을 해서 병원에 실려 간 경우(집에서 쓰러졌을 때는 구급차를 부르지 말라고 가족에게 말해두었다). 심한 장폐색. 암이 위의 출구를 막았을 때 그곳을 피해 위와 장을 연결하는 바이패스 수술. 생각할 수 있는 경우는 이 정도다.

검사를 받지 않는다

건강진단, 단기입원 종합검사,
암 검진으로 목숨을 구할 수는 없다.

'악어의 입'이 가르쳐주는 '조기 발견·조기 치료'의 헛됨

많은 사람들이 암은 조기에 발견해 제거하면 낫는다고 믿는다. 지금은 조기 발견·조기 치료의 방법도 다양하다. 그런데 '악어의 입'같이 생긴 다음 그래프를 보자.

50년 전보다 훨씬 많은 암이 발견되고 있지만 사망자 수는 줄지 않는다. 오히려 조금 늘었다. 수술이나 항암제 등의 '조기 치료'로 수명이 단축된 사람들 때문일 것이다.

기력도 있고 식사도 잘하는데 건강검진, 단기입원 종합검사, 시市에서 하는 암 검진 등에서 '신경 쓰이는 그림자나 수치', '암'이 발견된다. 그러면 의사는 '자세히 조사해보자', '작을 때 발견해서 행운이다. 당장 절제하자'고 몰아댄다.

가령 전립선암 '생체검사'의 경우 고간股間 사이로 여러 개의 바늘을 찔러 조직을 채취해서 세포를 조사하는데, 그 후유증으로 입원하거나 사망하는 경우도 있다.

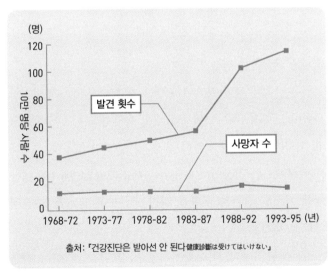

■전립선암의 발견 횟수와 사망자 수(미국)

출처: 『건강진단은 받아선 안 된다健康診断は受けてはいけない』

'암 검진은 목숨을 구할 수 없다'는 논문

"왜 암 검진은 목숨을 구한다는 것을 증명하지 못할까."

이것은 권위 있는 영국의 의학저널 《BMJBritish Medical Journal》에 실린 논문 제목이다. 세계의 여러 검진 자료를 조사했더니 암 사망률이 감소할지 모른다는 연구는 있어도 총 사망률이 감소한다는 것은 전혀 증명되지 않았다는 것이다. 세계 의료계는 큰 충격을 받았다.

암 검진의 가장 큰 문제는 사소한 변화까지 암으로 의심해 정밀검사나 치료를 재촉한다는 점이다. 가령 자궁경부암 검진에서는 이 암으로 사망하는 사람보다 수천 배나 많은 이들이 '이상'을 발견해 정밀검사를 받는데, 절제수술에 돌입해 수명을 단축하는 경우가 적지 않다.

일본 남성의 절반 가까이가 받는 폐암 검진도 조기 발견한 사람이 그렇지 않은 사람보다 많이 사망한다는 것이 밝혀졌고, 서구에서는 훨씬 전부터 부정적인 인식이 있었다. 그런데도 일본에서는 직장인과 공무원은 빠짐없이 1년에 1회 이상 폐암 엑스선 검사를 포함한 검진을 받도록 국가가 '고용주 의무'로 정하고 있다.

일본에서 평범하게 이루어지는 직장 건강검진이나 집단

암 검진, 그리고 단기입원 종합검사는 전부 즉흥적인 생각에서 시작된 이상한 습관이다.

겉으로 건강해 보이는 사람도 검사하면 질병과 '병의 씨앗'이 분명 있을 것이다. 그것을 일찌감치 발견해 치료하면 당연히 수명이 늘 것이다. 이런 편견만으로 이 같은 검진이 50년 이상 계속돼왔지만 연명 효과를 증명하는 데이터는 전무하다.

'검사→치료'의 컨베이어 벨트에 타지 마라

그렇게 해서 닥치는 대로 검사를 받아 암이 발견되면 '바로 수술해야 한다', '방치하면 죽는다', '항암제로 없애자' 하고 순식간에 입원이 결정된다. 허둥지둥 도망쳐 나온 환자가 "마치 컨베이어 벨트에 탄 것 같았다"고 감상을 전한다.

암은 체내에서 생겨나 검사를 통해 발견될 때까지 5~20년 이상 걸린다. 사람들이 생각하는 것보다 훨씬 천천히 진행되는 경우가 대부분이다. 만일 '진짜 암'이면 처음부터 전신에 전이해 잠복해 있다.

그래서 상태를 보고 '통증이 점점 심해진다', '음식을 먹을 수 없다', '숨쉬기가 곤란하다' 등의 증상이 나타났을 때만 그것을 완화하는 치료를 하는 것이 좋다.

지금 미국에서는 50만 명 이상의 의사가 함께하는 '불필요한 의료 추방' 운동이 일어나고 있다. 막대한 자료를 근거로 증상이 없는 사람을 대상으로 한 건강검진, 건강한 사람을 대상으로 한 암 검진의 PET검사(양전자단층촬영)와 CT(컴퓨터단층촬영)검사, 폐암 CT검사, 전립선암의 PSA(특이항원)검사, 초기 유방암 환자의 전이를 확인하기 위한 화상진단 등이 거의 무의미한 검사로 간주되고 있다. 내가 30년간 꾸준히 언급해온 '건강검진은 백해무익'하다는 주장이 증명된 것이다.

검사는 불행의 시작이다. 건강검진은 신장·체중 측정과 소변검사 정도만 받고 '채혈은 하고 싶지 않다', '엑스선 피폭은 무섭다'고 저항하자. 그래도 검사를 받게 된다면 '결과를 보지 않고, 듣지 않는다'는 마음가짐이 중요하다.

유사 암에 당황하지 않는다

유사 암은 무해하다. 당황하는 환자는 일찍 죽는다.

세포의 생김새가 나쁘면 암이 된다

일본인 두 명 중 한 명은 살아 있는 동안에 언젠가 '암'이라는 진단을 받는다. 그러나 그중에는 가짜인 '유사 암'이 매우 많다. 암 진단이 암의 정의가 아니라 세포의 생김새를 기준으로 내려지기 때문이다.

의심스러운 병변이 발견되면 병리의가 병리진단을 한다. 생체검사로 세포를 떼어내어 현미경으로 생김새를 본다. 세포의 크기, 모양, 배열 등을 확인해 생김새가 나쁘다고 판정하면 악성 종양, 즉 '암' 진단이 내려진다.

그런데 인간과 마찬가지로 생김새가 좋지 않은 세포가 실제로는 전혀 문제없고, 반대로 잘 정돈된 생김새의 세포가 흉악한 경우도 있다. 그리고 이도 저도 아닌 애매한 상태로 판정하기 어려운 세포도 많다.

그러나 병리의는 생김새가 조금만 나빠도 암으로 진단해서 외과의에게 전달한다. 외과에서도 '의심스러운 것은 전부 암으로 해두라'고 말한다.

매해 다양한 검사 기구가 만들어지며 보다 작은 병변을 발견하게 됨에 따라 암은 계속해서 증가하고 있다. 그러나 '발견 시점에 다른 장기에 전이되어 잠복해 있어 나을 수 없는 진짜'와 '내버려둬도 죽지 않는 가짜'가 뒤섞여 있다.

증상이 없는데 발견되는 암의 90퍼센트 이상은 '유사 암'

가령 맘모그라피(Mammography, 유방 엑스선 촬영-옮긴이)만으로 발견되는 유방암, 흉부 CT검사만으로 발견되는 폐암, 전립선의 PSA검사만으로 발견되는 암, 자궁경부 상피내암 등을 보자. 이런 식으로 증상이 없는데 발견되는 암은 90퍼센트 이상 '유사 암'으로 사람을 죽이지 않는다. 내버려두면 더 이상 커지지 않거나 사라지는 경우도 많다.

미국이나 유럽 의학계에서는 가짜 암의 존재가 자주 화제에 오르며 '사람을 죽이지 않는 암에는 다른 이름을 붙이자'는 목소리가 커지고 있다. 그러나 서구에서든 일본에서든 암이 발견되면 의사들은 기다렸다는 듯이 '바로 제거하면 거의 100퍼센트 낫는다. 치료하지 않으면 손해다', '항암제로 없애자'며 치료 의욕에 넘친다. 의료는 비즈니스이기 때문이다.

또 환자도 '암 검진으로 초기에 암이 발견됐다. 작을 때 깨끗이 제거했으니까 앞으로 5년간 재발하는 일 없이 건강할 것이다. 행운이다' 하고 좋아한다. 무해한 '유사 암'을 발견해 의미도 없이 몸을 상하게 해서 손해를 입었는데도 말이다.

일본에서는 종양이나 염증을 암으로 진단해 자궁과 위를 제거하거나 항암제 투여로 고통을 받다가 일찍 죽는 경우가 서구사회보다 훨씬 많다.

진짜와 가짜를 불문하고 고형 암은 '서둘러서 치료하지 않는 것'이 정답인데, 자신의 암은 진짜일까, 가짜일까. 이것이 환자가 가장 알고 싶은 문제다.

가령 암세포가 커져서 피부를 찢고 나오는 유방암은 '진짜 암'이라고 생각할 것이다. 그러나 덩어리가 퍼지지 않고 부분

적으로 그곳의 피부만 찢어져 얼굴을 내미는 것은 오랜 시간을 두고 봐도 전이가 일어나지 않는다. 피부에 침윤(잉크가 스며들 듯이 퍼진다)해도 전이되지 않는 '유사 암'이 있다.

또 폐암이나 자궁암은 침윤하면 호흡 곤란이나 요독증으로 사망할 수 있다. 그러나 그 증상을 진정시키면 전이가 일어나지 않는 것은 '유사 암'이다. 그리고 위장의 악성 림프종(혈액암)은 헬리코박터 파일로리균을 제거하면 사라지므로 암이 아니라 만성 염증일 것이다.

이렇듯 '진짜로 보이는 유사 암'이 꽤 있는 반면에 갑자기 증상을 일으켜 전이가 발견되는 흉포한 '진짜 암'도 있다. 이것은 비극적인 일이다.

치료를 받고 5년 이상 생존하면 '유사 암'?

"수술이나 항암제 치료를 받고 5년 이상 지났으면 유사 암인가요?"라는 질문을 자주 받는다. 암과 관련해서 대체로 '5년 생존율'이 지표가 되는 것은 전이된 암세포가 잠복해 있으면 2~3년 이내에 재발되고 5년 이내에 사망하는 환자가 많기 때문이다. 다만 최근에는 CT나 초음파 검사 등으로 암도 전이도 초기에 발견된다. 그만큼 환자의 생존 기간이 연장되므로 암에 따라서는 '10년 생존율'을 볼 필요가 있다. 기본적으로 치료 후 5~10년 생존하고, 그 시점에서 전이가 발견되지 않으면 그것은 '유사 암'이다.

가령 '진짜 암'이어도 내가 최장 25년 이상 봐온 '암 방치' 환자들의 대부분은 세상의 상식보다 훨씬 오래 살았다.

예를 들어 진행이 빠르다는 경성(硬性, 암세포가 단단하고 굳은 성질을 띠고 있다.-옮긴이) 위암을 수술하면 1개월~2년 정도밖에 살지 못한다. 일본의 아나운서 이즈미 마사타카逸見政孝도 수술을 받고 몇 개월 지나지 않아 사망했다.

그러나 수술을 보류한 나의 환자 중에는 경성 위암임에도 3~9년이나 산 사람이 여럿 있다. 반면에 작가 와타나베 준이치渡辺淳一, 장기 프로 기사 요네나가 구니오米長邦雄처럼 PSA검사에서 발견된 '전립선 유사 암'을 항암제로 치료하다 순식간에 사망한 사람은 그 수를 헤아릴 수 없이 많다.

'유사 암'으로 일찍 죽지 않고 '진짜 암'이어도 오래 살기 위해서 암은 방치해야 한다.

약을 먹지 않는다

약으로는 병을 막을 수 없고, 치료할 수도 없다.

건강검진으로 시작한 약은 지금 당장 끊는다

일본인은 정말 약을 좋아한다. 어느 60대 환자가 "동창회에 모인 40명 가운데 약을 안 먹는 사람은 나뿐이었다"고 말한 적이 있다. 이러한 약의 복용은 대부분 건강검진에서부터 시작된다.

혈압을 낮추는 강압제만 해도 60대의 약 30퍼센트 이상이 복용하고, 70대만 되도 그 비율은 50퍼센트 이상으로 올라간다(2015년 후생노동성 「국민건강 · 영양조사國民健康·榮養調査」참조).

별다른 증상도 없는데 건강검진에서 '수치가 높다'는 말을 듣고 복용하기 시작한 약은 지금 당장 내려놓자. 혈압, 콜레스테롤, 혈당치를 낮추는 약으로 '수명이 늘었다'는 자료는 전무하고 오히려 암, 뇌경색, 치매, 거동을 못하게 되는 원인이 된다.

오랜 기간 복용한 약은 중단해도 한동안 약효가 지속되므로 급격한 악화는 나타나지 않는다. 불안하면 일주일에 한 종류씩 줄이자.

약을 끊은 사람들은 '오전에는 늘 멍했는데 아침부터 움직일 수 있게 되었다', '음식 맛이 느껴지니 밥이 맛있다', '다리가 후들거리지 않는다', '혈관성 치매 초기 증상(치매 증상을 보이는 한편 정상적인 부분도 발견되는 상태)이 사라졌다'는 반가운 소식을 전해주었다.

"80세인 어머니가 복용하던 혈압약과 혈액을 맑게 하는 약, 당뇨 치료제, 콜레스테롤약, 골다공증약, 위장약 등을 모두 끊었습니다. 아무 이상 없이 건강하십니다!"라는 식의 보고도 자주 듣는다.

해열진통제, 위장약의 부작용은 무섭다

두통이나 치통에는 록소닌, 위가 거북하면 가스타. 둘 다 일본의 약국에서 쉽게 구입할 수 있는 인기 대중약이다.

해열진통제 록소닌(성분명 록소프로펜Loxoprofen)은 일본에서 연간 3천 700억 원의 판매액(2016년도 기준)을 자랑하는데, 서구에서는 '위장에 주는 부담이 크고 위통과 위궤양, 혈변과 장폐색을 일으킬 수 있다'고 해서 거의 사용하지 않는다. 2016년 3월 일본 후생노동성도 록소닌의 중대한 부작용으로 소장·대장의 협착과 폐색(소장과 대장에 궤양이 생겨 관이 좁아지거나 내용물이 막혀버린다)이 있다는 점을 약 설명서에 추가하도록 지시했다.

시판 중인 진통제의 도움을 받고 싶을 때는 아세트아미노펜Acetaminophen 100퍼센트의 해열진통제(상품명 '타이레놀')가 좋다. 비교적 안전해 위를 망가뜨릴 염려가 적은 까닭이다. 아세트아미노펜은 암 통증의 1단계에도 효과적이다.

위장약 가스타에는 위궤양 치료제 'H2 블로커(H2 blocker, 히스타민 수용체 억제제)'가 사용된다. H2 블로커는 많은 위·십이지장궤양 수술을 필요 없게 한 획기적인 약으로, 시판 중인 위장약에도 널리 사용되고 있다.

그러나 부작용도 커서 고령자나 신장 장애가 있는 사람, 약을 여러 종류 복용하는 사람 등은 섬망(일시적인 정신착란)을 일으키기 쉽다. 또 H2 블로커가 강하게 작용하면 백혈구와 혈소판이 감소하거나 임파구의 기능에 영향을 주므로 감염증을 일으키기 쉽고, 병이 잘 낫지 않을 위험도 있다.

또한 위장약 일반에 포함된 제산제制酸劑에는 알루미늄 화합물이 자주 사용되기 때문에 특히 고령자나 신장이 나쁜 사람이 지속해서 복용하면 치매 등의 뇌 증상, 골절, 빈혈 등의 위험이 높아진다는 연구 결과가 있다.

전문가가 정말 하고 싶은 말, "약은 독이다"

지금까지는 빙산의 일각이다. 일본약제사회日本藥劑師會 회장은 퇴임하기 직전 다음과 같이 말했다.

"환자들이여, 약을 버려라. 약은 독이다. 복용해도 병은 낫지 않는다."

약은 독이다. 이것이 전문가의 진심이다. 실제로 독약, 극약劇藥으로 지정된 약이 많고 발암성이 알려진 것도 적지 않다.

약으로 치료할 수 있는 것은 세균성 감염 정도다. 질병의 약 90퍼센트에 대해서 약은 수치만 떨어뜨리거나 증상을 잠시 완화하는 효과밖에 없다.

조금이라도 편해질 수 있으니까 고맙다고 해야 할까? 하지만 모든 약에는 두통, 위통, 혈변, 어지럼증, 정신불안, 부정맥 등 독성과 부작용이 있다.

정신과나 심료내과(일본에서 내과적 증상을 나타내는 신경증이나 심신증을 치료 대상으로 하는 진료 과목 - 옮긴이)에서 처방받는 '뇌에 작용하는 약(항우울제, 항불안제, 수면유도제 등)'은 의존성이나 부작용도 마약과 같아서 그것을 다시 약으로 억누르는 악순환에 빠지기 쉽다. 자살이나 폭력 행위의 위험률도 높다. 어린이와 고령자에게는 특히 위험하다.

알츠하이머형 치매 치료제 '메마리'의 일본 국내 연간 판매액은 4천 600억 원대인데 경련, 실신, 환각, 착란 등의 증상이 일어나기 쉽다.

그렇다면 한방약은 안심할 수 있을까? 그렇지 않다. 항암제 재료가 될 만큼 독성이 강한 성분이 포함된 것도 있어서 한방약 부작용으로 사망자가 생긴 사건은 무수히 많다.

질병의 90퍼센트는 내버려두는 것이 안전하다. 약이 필요한 경우는 다음의 두 가지뿐이라고 생각한다.

- 심근경색 등 목숨과 관련된 증상이 있는 경우
- 그 약을 복용해서 확실히 심신의 상태가 좋아진 경우

최초의 한 알에 손을 대지 말아야 한다.

살을 빼지 않는다

살이 빠지면 저항력이 약해져서 암이 기승한다.

암이 기승하지 않게 하는 식사

오늘도 "암에 걸리니까 고기도 우유도 설탕도 전부 먹으면 안 된다고 하니, 식욕이 떨어져서 살이 많이 빠졌어요"라고 말하는 환자가 상담을 왔다.

요즘에는 '암이 사라지는 식사', '암은 식사로 낫는다'는 식의 정보가 넘쳐나다보니 암 환자 대부분이 '현미 채식으로 바꿨다', '고기와 우유를 먹지 않는다', '단것을 끊었다', '자주 단식한다', '당근주스를 매일 듬뿍 마신다'는 등 식단을 바꿔

버린다. 이는 대부분 균형 잡힌 영양 섭취가 어렵거나, 섭취 칼로리가 낮은 '살이 빠지는' 식사법이다. 살이 빠지면 암에 대한 저항력이 떨어진다.

나의 세컨드 오피니언 외래를 찾은 환자가 식사에 대한 주의사항을 물어보면 '암이 기승하지 않게 하는 식사, 체력을 키우는 식사'를 정리한 종이를 건넨다. 요컨대 지나치게 살을 빼서는 안 되고, 고루 영양을 갖춘 식사를 해야 한다는 것이다. 이는 암뿐만 아니라 만병을 멀리해 건강하게 장수하는 비법이기도 한다. 그 일부를 소개한다.

암이 기승하지 않게 하고 체력도 떨어뜨리지 않기 위해서는 영양이 균형 잡힌 식사를 해야 한다. 암은 정상 세포를 밀어내며 퍼지기 때문에 세포를 튼튼하게 유지하는 체력, 저항력을 키우는 것이 중요하다.

암이라고 진단을 받으면 조금 살을 찌워서 체력을 키우자. 현미 채식 등의 살이 빠지는 식사요법은 수명을 단축시킨다. '우유, 고기, 기름, 설탕 등을 먹으면 암이 악화된다'는 것은 근거 없는 헛소문이다.

가장 신경 써서 섭취해야 할 것은 세포를 만들고 복원하는 단백질이다. 그중에서도 몸에 흡수되기 쉬운 동물성 단백질

(달걀, 우유, 고기, 생선, 요구르트, 치즈, 버터, 크림)을 먼저 섭취하자. 체력을 만드는 지방도 중요하다. 식욕이 없을 때는 조금씩 몇 번에 나눠서 먹어보자.

영양가 있고 먹기 쉬운 메뉴

영양가 있고 먹기 쉬운 메뉴도 같이 소개한다.

- 달걀 요리: 날달걀, 반숙, 달걀 프라이, 햄에그, 스크램블드에그, 오믈렛, 달걀찜, 부추달걀볶음, 굴 달걀국, 조우스이(雜炊, 채소와 어패류 등을 잘게 썰어 넣어 된장, 간장으로 간을 맞춰 끓인 죽 – 옮긴이) 등.
- 고기 요리: 샤브샤브, 불고기, 스테이크, 스키야키(すき焼き, 고기와 채소 등을 냄비에 끓이면서 먹는 음식 – 옮긴이), 닭고기 완자 수프, 찜닭, 돼지고기 된장국, 스튜, 하이라이스, 고기 우동, 소고기 덮밥, 돈가스 덮밥, 닭고기 달걀덮밥 등.
- 어패류 요리: 생선회, 생선초밥, 생선조림, 튀김, 칠리새우, 해산물 전골, 장어, 쓰미레(つみれ, 생선살 반죽으로 경

단을 만들어 탕에 넣어 먹는 음식 - 옮긴이), 어묵, 해물덮밥, 모시조개 찜 등.

- 달걀과 우유를 사용한 간식: 푸딩, 바바루아(Bavarois, 우유, 달걀, 설탕 등에 과일즙을 넣어 굳힌 생과자 - 옮긴이), 슈크림, 아이스크림, 카스텔라, 케이크 등.
- 초콜릿, 캐러멜, 견과류도 영양이 풍부하다.

암 환자가 "뭐든 먹어도 되네요" 하고 말하면 "네, 먹고 싶은 것을 즐겁게 드시면 됩니다. 성게, 참치, 스테이크, 장어 등 맛있는 음식을 먹는 것이 좋아요. 술도 적당히만 드시면 괜찮습니다" 하고 말한다.

매일 달걀 세 개로 117세까지 장수

그중에서도 특히 추천하는 것이 저렴하고 손쉽게 구할 수 있는 완전 식품 달걀이다.

나는 달걀을 좋아하는데 특히 달걀 프라이와 카스텔라, 푸딩처럼 달걀을 듬뿍 사용한 간식을 즐겨 먹는다. 달걀은 비타민C 이외의 영양소를 완벽하게 갖추었고 소화도 잘된다. 달걀을 하루에 한 개만 먹으라고 하는 것은 잘못된 정보다. 하루에 얼마나 먹든지 몸에는 전혀 문제가 없다는 사실이 밝혀졌다.

"매일 달걀과 쿠키를 먹어서 117세까지 살았다."

이탈리아의 에마 모라노Emma Morano 할머니가 생전에 밝힌 장수 비결이다.

할머니는 젊을 때 빈혈로 몸이 약했는데 의사가 달걀 섭취를 권했다고 한다. 그 후로 90년 넘게 날달걀 두 개와 달걀 프라이 하나, 즉 하루에 세 개의 달걀을 먹었고 공식적으로 세계 최고령자로 기네스북에 올랐다. 보도에 따르면 에마 할머니는 나이가 들어서는 달걀, 쿠키, 레드와인으로만 끼니를 때웠는데도 콜레스테롤 수치와 혈당 수치 모두 이상적이었다고 한다. 편식을 해도 영양 균형을 이루면 건강하게 살 수 있다는 증거가 아닐까.

일본인은 나이가 들수록, 몸의 컨디션이 나쁠수록 죽 같은 '담백한' 식사로 기우는 경향이 있어서 체중이 줄기 쉽다. 그러나 미국이나 유럽, 아시아에서는 '지나치게 마른 사람이 뚱뚱한 사람보다 사망 위험률이 높다'는 사실이 확인되었다. 일본인도 마찬가지다.

인간은 매머드가 살았던 시대부터 줄곧 탄수화물, 채소, 동물성 단백질을 섭취해왔다. 여기에 적응한 게 지금의 몸이다. 인간이 건강하게 오래 살기 위해서는 몸에 충분한 살과 지방이 필요하다. 살집이 있으면 큰 병에 걸리거나 식욕이 없는 날이 이어져도 자신이 저축한 영양분을 이용해 병과 싸우는 에너지를 만들 수 있다. 동물성 단백질을 잘 섭취해서 살도 '저축'해두자.

담배는 끊고 술은 적당히

담배와 술, 둘 다 가까이하는 것은 최악이다.

담배만큼은 권할 수 없다

나는 인간에게 중요한 것은 '자유롭게, 그 무엇에도 고통받지 않고 사는 것'이라고 생각한다. 그러려면 죽기 전까지 질병으로부터 해방될 필요가 있다. 그래서 의사를 가까이하지 않고, 약도 먹지 않고, 병에 휘둘리지 말고 살자는 것이 이 책의 제안이다.

나는 환자에게도 '그걸 먹으면 안 된다'거나 '이걸 해선 안된다'는 말은 거의 하지 않는다. 다만 담배만큼은 절대 권할 수 없다. 발암 위험, 고통 끝에 사망할 위험이 너무 높기 때문이다.

일본 후생노동성의 '최신 담배 정보' 사이트에 따르면 담배의 주류연(主流煙, 흡연자가 들이마신 후 내뿜는 연기-옮긴이)과 부류연(副流煙, 담배를 흡입하는 사이에 담배 끝에서 나오는 연기-옮긴이)에 포함된 화학물질 가운데 인체에 유해한 것이 250가지 이상이다.

그 가운데 발암성이 의심되는 것은 50가지가 넘어서 '담배 연기 및 간접흡연, 전자담배 모두 그 자체로 암을 일으킬 가능성이 있다'고 판단한다.

일본 국립암연구센터 조사에 따르면 비흡연자에 비해 흡연자는 폐암으로 사망할 위험이 남성의 경우 4배 이상, 여성은 3배 전후로 높다. 위암이나 식도암, 방광암, 췌장암에 걸릴 위험률을 높이는 것도 확실하다.

들이마신 연기가 지나는 길, 폐와 목(후두, 인두)에 암이 생기기 쉬운 것은 물론이고 폐로 흡입된 발암물질은 혈액을 타고 온몸으로 퍼진다. 담배는 몸속 여러 장기에 암을 일으킨다.

주위 사람이 담배 연기를 흡입하는 '간접흡연'의 피해도 심각하다. 본인은 담배를 피우지 않더라도 간접흡연에 노출되면 폐암에 걸릴 위험이 높아진다.

담배는 발암 위험을 높인다

나는 '발암 양동이'라는 표현을 즐겨 쓰는데, 사람은 저마다 다른 용량의 양동이를 갖고 있어서 발암의 원인인 '유전자를 상하게 하는 요소'가 쌓여서 넘치면 암이 된다.

방사선, 농약, 항암제 등 발암성이 지적되는 물질은 다양하다. 식품첨가물에는 발암물질이 많다고 하는데 몸에 좋아야 할 두부의 응고제도 첨가물이고, 유기농 채소의 흙에 고농도의 유해물질이 포함되어 있기도 하다. 대기 중에도, 수돗물에도, 햇빛에도 발암물질은 포함되어 있어서 숨을 쉬고, 물을 마시고, 햇빛을 쐬는 것만으로도, 즉 살아 있는 것만으로도 발암 양동이의 내용물은 늘어난다.

그리고 '자신의 발암 양동이가 앞으로 얼마나 지나면 가득찰지'에 따라 발병 시기가 결정된다. 담배는 자신뿐 아니라 타인의 발암 양동이까지 무겁게 한다.

흡연은 암뿐 아니라 심근경색과 뇌졸중을 일으킬 위험도 높다. 연기 속 유해물질의 영향으로 동맥경화가 진행되어 혈관이 막히기 쉽기 때문이다.

나아가 '땅에서 익사하는 고통을 맛보는 병'이라 불리는 만성폐색성폐질환COPD도 있다. 길에서 코로 산소 흡입을 하는 사람 대부분은 이 병을 앓고 있다(산소비강캐뉼라를 활용하는 사람을 의미하는데, 외출 시에는 휴대용 산소 봄베, 즉 압축한 산소를 넣어두는 강철 용기를 사용한다.-옮긴이). 피우는 담배의 개비 수와 흡연 연수가 많을수록 발병하기 쉽고, 골초의 30퍼센트가 이 만성폐색성폐질환 환자라고 한다. 지하철역 계단을 오를 때 숨이 찬다면 만성폐색성폐질환을 의심해봐야 한다.

담배가 병을 일으키는 과정은 이러하다. ①담배를 계속해서 피우면 폐에 염증을 일으켜 기침과 가래가 나오고 악화한다. ②그사이에 폐포의 벽이 무너져서 산소를 받아들이기 어려워지고, 또 기도가 좁아져서 숨을 내쉬기 어려워진다.

상상만 해도 숨이 막힐 것 같다.

과음도 암을 부른다

한편 술은 과음하지만 않으면 수명을 연장시켜준다고 한다. 음주는 혈압을 높인다고 생각하기 쉬운데 술을 마시면 혈관이 확장해서 일시적으로 혈압이 떨어진다. 화가 치밀 때, 스트레스로 어깨나 등이 딱딱하게 경직될 때 술을 마시면 긴장이 풀리는 것은 바로 혈관 확장 효과 때문이다.

다만 흡연을 하면서 술을 마시는 것은 금물이다. 담배의 발암물질이 알코올에 용해되어 몸에 흡수되기 쉽기 때문이다.

술과 암의 관계는 어떨까. 일본 국립암연구센터가 1990년부터 2001년에 걸쳐 전국의 40~59세 남녀 약 7만 명을 대상으로 '음주와 암 발병률'을 추적조사했다.

그 결과에 따르면 가끔 음주를 하는 그룹과 비교해 매일 마시는 남성의 경우, 하루 평균 청주 2홉(1홉=약 0.18리터) 미만이라면 암 전체 발병률은 높아지지 않았다. 하루 평균 2~3홉인 그룹에서는 암 전체 발병률이 1.4배, 하루 평균 3홉 이상인 그룹은 1.6배로 높아졌다(청주 1홉과 같은 알코올의 양은 소주 0.6홉, 맥주 큰 병으로 한 병, 와인 두 잔, 위스키 더블로 한 잔).

여성은 조사 대상자 가운데 매일 마시는 사람이 적어서인지 뚜렷한 경향을 볼 수 없었다. 다만 알코올성 간경화에 주의해야 한다. 남성은 하루에 청주 5홉을 15년간 마셨을 때 10~20퍼센트가 간경변에 걸리는데, 여성은 약 3분의 2의 음주량만으로도 더 짧은 시간 안에 간경화가 발생한다는 연구 결과가 있어 주의가 필요하다.

`습관7`

커피와 코코아를 마신다

커피콩, 카카오콩의 미량영양소는 효능이 있다.

커피와 암 발병률에 대한 세계보건기구 조사

일하다가 한숨 돌릴 때 당신은 무얼 마시는가? 결론을 먼저 말하자면, 수많은 음료 가운데 논문에서 '암을 물리칠 가능성이 높다'고 가장 많이 언급된 것이 바로 커피였다.

2016년 세계보건기구WHO는 '25년 내에 발표된 1천 편 이상의 논문을 재조사한 결과, 커피의 발암성은 인정할 수 없고, 오히려 몇몇 암의 발병률을 낮출지도 모른다'는 결론을 공표했다.

또 일본 국립암연구센터는 전국의 40~69세 남녀 약
9만 명에게 생활습관에 관한 질문 중 하나로 "커피나 녹차를
하루에 얼마나 마시는가?"를 묻고, 그 후 19년간 몸 상태를
추적조사했다. 19년 사이에 사망한 사람은 약 1만 3천 명이
었고, 조사 결과는 다음과 같다.

- 커피를 하루에 3~4잔 마시는 사람은 거의 마시지 않는
  사람보다 사망 위험률이 24퍼센트 낮다.
- 하루 5잔 이상 커피를 마시는 사람의 간암 발병률은 마
  시지 않는 사람의 4분의 1에 해당했다. 항염증 성분 등
  이 간염 진행을 방해해서 간암으로 이행되는 것을 막는
  것이 아닐까.
- 커피는 간암을 거의 확실하게 억제하고 자궁암을 억제할
  가능성도 있다.

기후대학 연구팀이 다카야마高山 시 주민 약 3만 명을 대
상으로 실시한 대규모 조사에서는 대장암 발병률을 줄이는
커피의 효과가 특히 여성에게서 강하게 나타났다.

하루 2.5잔의 커피로 대장암 발병률이 반감

커피와 대장암의 관계에 대한 연구는 해외에서도 활발히 이루어지고 있는데, 그중 한 가지를 소개한다.

미국 서던캘리포니아대학 노리스종합암센터 의료팀은 북이스라엘의 남녀 대장암 환자 5천 100명과 대장암에 걸린 적이 없는 남녀 4천 명을 비교했다.

전원에게 '에스프레소, 인스턴트 커피, 논카페인 커피, 드립 커피를 포함해 매일 어느 정도의 커피를 마시는지', '친척 가운데 암에 걸린 사람이 있는지', '식습관, 운동량, 흡연 유무' 등을 설문조사했다.

그 결과에 따르면 '하루에 커피를 1~2잔 마시는 사람은 대장암 발병률이 26퍼센트 감소', '하루에 2.5잔 이상 마시는 사람은 50퍼센트 감소', '대장암 발병률은 어떤 종류의 커피를 마셔도 똑같이 감소'하는 것으로 나타났다.

암 외에도 커피를 즐겨 마시는 사람은 2형 당뇨병(인슐린 분비가 줄어들고 인슐린에 반응하는 세포들이 인슐린에 대해 잘 반응하지 않아 생기는 질환-옮긴이), 심장혈관병, 치매나 알츠하이머병의 발병률이 낮아진다는 연구도 있다.

이러한 연구 결과에는 커피를 즐기는 생활 속 여유가 영향을 주었을 가능성도 있지만 커피 자체가 직접적으로 작용했을 가능성도 있다. 커피는 원래 졸음을 쫓는 약으로 보급되었다. 나도 연구나 외래 진료 사이에 커피로 기분 전환을 한다.

응급의료 현장에서 치료식으로 이용되는 코코아

코코아도 암을 물리칠 가능성에 대한 연구 논문이 많은 음료다. 커피의 원료는 커피콩이고, 코코아의 원료는 카카오콩이다. 두 가지 모두 '콩 음료'로 미네랄 등의 미량영양소가 풍부하다.

스페인의 한 식품영양과학기술연구소는 코코아가 발암물질에 의한 대장암의 발병을 막을 수 있는지 여부를 쥐 실험으로 조사했다.

두 그룹으로 나눠 A그룹에는 12퍼센트의 코코아가 들어간 먹이를 주었고, B그룹에는 코코아가 없는 먹이를 주었다. 8주 후 양쪽 그룹의 쥐를 대장암 물질에 노출시키자 코코아를 먹은 쥐가 전암병변(前癌病變, 암이 되기 전 단계의 병리적인 변화-옮긴이)이 생기는 수가 적었다. 연구소는 코코아가 대장암 예방에 도움이 될 가능성이 있다고 보고했다.

일본에서는 데이쿄대학 이공학부 고가 진이치로古賀仁一
郎 교수가 주식회사 메이지(明治, 일본의 제과회사-옮긴이)와 공
동으로 카카오 성분에 대해 연구하여 카카오 함량이 높은 초
콜릿을 지속적으로 섭취하면 장내 유익균인 피칼리박테리움
Faecalibacterium이 증가한다고 발표했다. 이는 암세포 증식
억제, 염증성 장 질환 예방에 일조해서 대장암과 궤양성 대장
염의 발병 위험률을 낮출 가능성이 있다.

사이타마의과대학 종합의료센터에 따르면 코코아는 응급
의료 현장에서 치료식으로도 활용된다.

중증 외상 환자가 초콜릿을 먹기 시작하자 상처가 눈에 띄
게 회복되었다. 이때부터 코코아를 사용한 임상 연구를 시
작했다. 코코아가 들어간 먹이를 먹은 쥐와 그렇지 않은
쥐를 대상으로 상처의 치료 경과를 비교했더니, 코코아를
먹은 쥐의 상처가 빨리 나았다. 카카오에는 피부 재생에
필요한 아연과 과잉 염증을 억제하는 폴리페놀이 풍부하
게 함유되어 있는데, 그 효과라고 생각할 수 있다.

　　　　　　　 ―사이타마의과대학 종합의료센터 웹사이트 요약

염증은 암의 큰 요인이 되므로 카카오의 항염증 효과는 기

쁜 소식이다.

지금까지 알려진 세계 최고령자로, 122세에 사망한 프랑스의 잔 칼망Jeanne Calment 할머니는 초콜릿을 매우 좋아해서 매주 900그램의 초콜릿을 먹었다고 한다. 다이토 카카오(大東カカオ, 일본의 식품회사 - 옮긴이)의 창업자 다케우치 세이지竹内政治는 매일 코코아를 마시며 104세에 사망하기 직전까지 활발하게 활동했다.

코코아에는 카페인이 거의 없으므로 잠이 오지 않는 밤에는 여러분도 한 잔 마시기를.

CT피폭으로부터 도망친다

원자력발전소의 방사선이나
의료용 방사선이나 똑같이 '위험'하다.

'의료피폭'에 의한 발암률이 세계에게 가장 높은 일본

'원자력발전소에서 누출된 방사성 물질의 방사선은 우리 목숨과 관계된다. 그러나 의료용 방사선은 문제없다.' 이렇게 생각하는 사람이 많을 것이다. 원자력발전소의 방사선이나 의료용 방사선이나 위험한 것은 마찬가지인데 말이다.

일본은 세계에서 유일하게 원자폭탄이 투하되었던 나라다. 2011년에는 지진해일이 후쿠시마福島 제1원자력발전소를 덮쳐 대량의 방사성 물질이 누출되는 큰 사고가 일어나기도 했다.

따라서 방사선에 강한 트라우마가 있을 텐데도 의료피폭에는 놀랄 만큼 낙천적이다. 서구에서 진행된 조사를 살펴보면 '일본인은 CT 등 의료피폭에 의한 발암 사망 위험률이 세계에서 가장 높다'고 추정된다. 그야말로 '의료피폭 대국'인 것이다.

CT는 방사선의 일종인 엑스선을 360도 방향에서 몸에 조사해 단면을 촬영하는 검사법으로, 피폭선량이 엑스선 검사의 수백 배에 이른다.

영국의 옥스퍼드대학은 2004년에 '일본에서 암에 걸리는 사람 중 3.2퍼센트는 의료기관에서 이루어지는 진단피폭이 원인으로 추정되며 그 비율은 조사한 15개국 가운데 가장 높다'고 발표했다. 그러나 일본의 CT검사 장비 수는 그 후에도 계속 늘어났다. 국민이 의료계에 완전히 세뇌당하고 있기 때문이다.

이것은 원자력발전소 사업을 발전시키기 위해 도쿄전력과 그 외의 전력회사가 '원자력발전소는 안전하다. 방사선 위험은 없다'고 대대적으로 선전해온 경위와 똑같다.

건강검진과 암 검진은 일본 의료의 뼈대라서 불편한 정보는 가능한 한 전달하지 않거나 몸에 좋지 않은 영향을 최소한으로 축소해 알리는 방식을 취해왔다.

방사선과 치료를 총괄하는 곳인 일본의학방사선학회와 그 외의 학회는 매스컴을 통해 의료피폭의 위험이 없는 것처럼 거짓말을 퍼뜨렸다.

매스컴이 퍼뜨린 유언비어

TV나 신문에서는 피폭 전문가의 설명을 통해 '히로시마広島, 나가사키長崎의 자료 등을 토대로 100밀리시버트mSv 이하에서는 인체에 악영향을 미치지 않는다는 점이 확인되었다'고 보도한다. 참고로 성인의 경우 흉부 CT의 피폭선량은 10밀리시버트, 전신 CT는 30밀리시버트 정도다.

확실히 100밀리시버트 이하의 피폭에서는 화상 같은 증상은 나타나지 않기 때문에 '급성 증상 등의 악영향이 즉각적으로 나타나지는 않는다'는 것이 정확한 표현이다. 그러나 장기적으로 관찰하면 '악영향은 없다'는 말은 할 수 없다.

예를 들어 히로시마, 나가사키에서 피폭당한 사람을 추적조사한 결과 50밀리시버트 이하의 '저선량' 피폭으로도 발암 사망이 증가할 위험이 있다고 보고되었다.

일본을 포함한 세계 15개국, 40만 명의 원자력시설 노동자를 대상으로 한 조사보고서는 피폭선량 50밀리시버트 이하에서도 발암률이 상승하고, 극저선량인 10밀리시버트 이하의 피폭도 발암률이 약간 상승한다고 보고했다.

이렇듯 다양한 자료를 종합한 결과 국제적으로 '100밀리시버트 이하는 안전하다'는 가설은 부정되고 있다. 어느 정도의 선량, 확률로 암이 발생하는가에 대해서는 세계적으로 인정한 예측치(국제방사선방위위원회 권고)가 있다. 이를 토대로 예측하면 100만 명이 10밀리시버트씩 피폭을 당한 경우 500명이 암으로 사망한다는 계산이 나온다.

어린이는 피폭으로 암이 발생하기 쉽다

어린이는 피폭으로 암이 발생할 확률이 성인보다 몇 배나 높다. 그러나 이런 무서운 사실도 제대로 알려지지 않고 있다.

호주에서 실시한 조사에서는 '미성년자의 경우, CT에 의한 4.5밀리시버트 정도의 피폭에도 1회당 암 발병률이 16퍼센트 상승한다'고 보고했다.

어린이는 신체 조직이 완성되어가는 불안정한 과정에 있

기 때문에 여러 영향을 받기 쉽다. 특히 엄마 배 속에 있는 태아는 더욱 그렇다. 피폭은 암뿐 아니라 발육을 지연시키기도 한다. 뇌신경은 매우 예민하기 때문에 피폭은 뇌신경의 발달에도 영향을 미친다.

예를 들어 혈관종 치료에서 아이의 두부頭部에 방사선을 조사하면 고등학생 정도의 나이에도 지능장애가 나타나는 경우가 있다고 해외에서 보고되었다. 그런데도 일본에서는 초등학생이 머리를 부딪친 정도로도 '만일을 위해' 두부 CT 검사를 권한다.

사랑스런 내 아이를 의료피폭으로부터 지키자.

덧붙이자면, 정소와 난소 같은 생식기는 방사선에 민감하다. 남성의 경우 한번에 100밀리시버트 선량을 전신에 쐬면 생식 기능에 영향을 받는다. 난소는 정소보다 강해서 선량의 누적이 6밀리시버트 전후에 달했을 때 기능이 정지한다.

CT에 의한 방사선량은 매우 높아서, 조형제를 사용하는 검사에서는 원자력발전소의 사고처리를 담당하는 현장 노동자를 웃돌 만큼 방사능을 쐬는 사람도 많다. 원자력발전소 사고와 달리 검사에 의한 피폭은 질병과 의료가 있는 한 계속되어서 새로운 피폭자가 연달아 생겨난다.

나는 원래 방사선을 이용한 암 치료를 전문으로 해왔는데,

이제껏 치료한 환자 가운데 여러 명이 방사선 유발 암으로 사망했다. 그래서 반성하는 마음을 담아 의료피폭에 대한 경고를 계속하고 있다.

헬리코박터 파일로리균을
제균하지 않는다

제균하면 사망률이 높아진다.

막을 수 있는 것은 '유사 위암'뿐이다

헬리코박터 파일로리균을 제균하면 위암을 막을 수 있다는 가설이 퍼져 있다. 정말일까.

관련 연구를 참조하여 자세히 조사해보면 '위암에 의한 사망'은 줄일 수 없으며, 막을 수 있는 것은 무해한 '유사 위암'뿐이라는 것을 알 수 있다.

헬리코박터 파일로리균은 위장 점막에 자리 잡고 독소를 분비해 위염과 위궤양 등의 원인이 된다. 상하수도 등 위생환경이 나쁘면 사람을 통해 감염되기 쉬운 탓에 제2차 세계대전이 끝나고 오랜 시간이 지났어도 일본인의 헬리코박터 파일로리균 감염률은 50퍼센트 이상으로 매우 높았다. 젊은 세대의 감염률은 확연히 낮아졌지만 70대 이상 일본인의 절반 이상은 지금도 '헬리코박터 파일로리균 보균자'다. 그리고 위암 환자의 상당수가 이 균에 감염되어 있다.

또 일본인 중 헬리코박터 파일로리균을 갖고 있고 조기 위암을 내시경으로 절제한 사람들을 A, B 두 그룹으로 나눠서 A는 방치, B는 제균한 경우, 방치한 그룹보다 제균한 그룹이 새로운 '조기 위암' 발생 수가 감소했다는 논문도 있다.

이 같은 자료들을 토대로 일본 헬리코박터학회는 2016년 지침을 개정하여 '헬리코박터 파일로리균 감염을 진단받은 건강한 사람은 전부 헬리코박터 파일로리균을 제균하도록' 장려하고 있다.

채혈만으로도 감염 여부를 확인할 수 있기 때문에 요즘 들어 건강검진과 단기입원 종합검사에서 헬리코박터 파일로리균 검사를 받는 것이 추세가 되었다.

제균하면 다른 균이 기승하는 '균 교대현상'

그러나 앞에서 말한 비교실험 논문에는 문제가 있다. 중요한 '위암 사망자 수', '총 사망자 수'에 대한 언급이 없다. 사망자 수가 늘고 있기 때문이 아닐까. 또 새롭게 발견한 것은 전원 '조기 암'이라는 사실, 그것도 한 가지 사례를 제외하고는 모두 다 '점막에 머무는 암'이었다는 사실이다. 이는 서구에서는 '양성'으로 진단하는 '유사 암'이다.

유추해볼 수 있는 것은 다음과 같다. 헬리코박터 파일로리균이 서식하는 위장 점막에는 만성 염증이 생겨서 세포의 생김새가 암과 비슷해진다. 그래서 '점막 암'으로 진단한다. 균을 없애면 염증은 사라지고, 위장 점막이 정상으로 돌아오기 때문에 새롭게 나타나는 병변이 줄어들 것이다.

사실 위암으로 사망하는 사람은 최근 50년간 연령이나 헬리코박터 파일로리균과 관계없이 급격히 감소하고 있다. 고령자도 젊은이도 마찬가지로 줄고 있다.

반면에 중국에서 2천 명을 대상으로 실시한 비교실험 결과 헬리코박터 파일로리균을 제균한 사람들은 제균하지 않은 사람보다 총 사망률이 증가했다.

제균에는 강한 항생물질이 사용되기 때문에 장내 유익균과 유해균의 균형이 무너진다. 헬리코박터 파일로리균이 있을 때는 얌전했던 다른 균들이 갑자기 날뛰기 시작하는 '균 교대현상'도 자주 일어난다. 이것이 심한 장염을 일으켜 물 상태의 설사가 이어지고 복통과 고열, 반원형으로 부풀어오르는 위막이 생기는 위막성 대장염을 일으키는데, 증상은 격렬하다. 체력이 약한 사람이나 고령자는 죽음에 이를 수도 있다.

또 헬리코박터 파일로리균을 제균하면 식도암을 초래하기 쉽다는 사실도 확인되었다. 위장 점막이 정상이 되면 위산 분비가 증가해서 역류성 식도염이 발생하기 때문일 것이다.

헬리코박터 파일로리균 제균 사업에 떼 지어 몰려드는 사람들

그러나 일본에는 헬리코박터 파일로리균 감염자가 수천만 명이나 있어서 제균 치료는 '서둘러 균을 발견해 없애면 위암으로 죽지 않는다'는 환상이 퍼질 만큼 큰 사업 모델이 되었다. 고령자의 절반, 젊은 세대는 20퍼센트 전후가 '헬리코박터 파일로리균 소유자'이므로 모조리 검사해서 헬리코박터 파일로리균 감염자들이 빠짐없이 제균할 경우 거액의 진료비가 업계로 흘러들어온다. 제균한 사람에게서는 꽤 높은 비율로 앞서 설명한 '균 교대현상'이 일어나므로 그 치료로 또 돈을 번다. 엄청난 돈벌이인 것이다. 암의 '조기 발견·조기 치료' 사업과 똑같은 수법이다.

"제균을 하면 위암 발병률을 30~40퍼센트 감소시킬 가능성이 있다는 것을 알았다. 그러나 인지도가 너무 낮다. 고액의 의료비를 부담하는 것이 아닌 만큼 '헬리코박터 파일로리균 검사'는 의무화해서 국민 모두가 해야 한다."

이는 헬리코박터 파일로리균 간이검사 키트도 판매하는 일본 예방의료보급협회의 발기인 중 한 명인 호리에 다카후미堀江貴文의 주장이다.

그는 자신의 책『무의미한 죽음이 되지 않게 하는 기술むだ死にしない技術』에서 어떤 실증적 근거도 없이 중학생에게까지 헬리코박터 파일로리균의 제균을 권유한다. 아직 완전히 발달하지 않은 불안정한 아이의 몸에 항균제가 어떤 부작용을 일으킬지 모르는데, 정말 무책임한 발언이다.

또 같은 협회의 고문이자 쓰쿠바대학 교수인 스즈키 히데오鈴木英雄도 토크쇼에 나가 "위암은 대부분 헬리코박터 파일로리균 감염에 의한 것으로, 막을 수 있다", "헬리코박터 파일로리균 검사를 해서 '양성'이 나오면 제균하고, 이후 정기적으로 내시경 검사를 해나간다면 사망자 수를 0에 가깝게 만들 수 있다"는 등 비교실험에서 사망자가 증가한 사실은 감추고 말했다. 이래서는 환자를 '유발'하는 의료보급협회라 할 수밖에 없다.

항암 보조제나 민간요법을
믿지 않는다

암은 '유전자 병'이다.
일단 변이하면 이전으로 돌아갈 수 없다.

고농도 비타민C요법, 온열요법, 상황버섯……

"암이라 진단받은 후 주위에서 여러 가지 건강식품을 소개
받아서……."

"온열요법과 고농도 비타민C 링거, 그리고 수소수도 마시
고 있어요."

"면역요법은 어떤가요?"

암 환자 대부분이 '지푸라기라도 잡는 심정'으로 민간요법
에 뛰어든다.

나는 언제나 "무얼 하든지 당신의 자유입니다. 다만 돈을 건네는 순간부터는 전부 사기라고 생각해야 해요. 수명을 줄이는 일이 될 수도 있어요" 하고 말한다. 그 이유를 알아보자.

무슨 수를 써서라도 암을 없애고 싶은 상황. 이때 '고농도 비타민C가 부작용 없이 암세포를 죽인다', '활성산소를 강력하게 제거하는 수소수는 암에 효과가 있다', '자신의 면역력을 높여서 암을 죽이는 면역세포요법', '17종류의 버섯 중에서 가장 높은 종양 저지율을 보이는 상황버섯' 등의 광고가 눈에 들어오면 당장 달려가서 도움을 받고 싶어지는 기분은 이해한다.

누군가가 "이렇게 하면 암이 사라진대" 하는 말을 건네면 시험해보고 싶어지는 것 또한 사람 마음이다.

그러나 보조제나 건강식품, 민간요법 가운데 '암을 예방한다, 진행을 늦춘다, 생존율을 높인다'고 그 치료 효과가 증명된 것은 하나도 없다. 이와 관련해서는 일본 국립암연구센터도 확실하게 못을 박았다.

암은 손상된 유전자가 돌연변이를 일으켜 생기는 '유전자병'이기 때문이다. DNA를 구성하는 분자가 일단 변이하면 더는 원래대로 돌아갈 수 없다.

그 어떤 성분을 섭취해도, 몸을 따뜻하게 하고 면역세포를 늘려도, 암을 없애는 것은 불가능하다.

활성산소를 완전히 제거하면 죽는다

한편 함부로 민간요법에 손을 대면 암을 부르거나 죽음을 앞당길 수 있다. 예를 들어 '몸에 좋은 성분'의 대명사인 베타카로틴과 비타민C, E는 한때 '강한 항산화력으로 체내 활성산소를 줄여서 암을 예방한다'고 불리던 기대주였다.

우리의 몸은 공기에서 받아들인 산소를 영양과 결합해 활동 에너지로 바꾼다. 활성산소는 그 과정에서 생기는데 세포를 산화시키는(녹슬게 하는) 힘이 강하다. 그래서 노화가 빨라지고 만병을 불러오기 때문에 항산화 성분인 베타카로틴 등으로 암을 막을 수 있다는 논리였다.

그러나 핀란드에서 2만 9천 명의 흡연자를 대상으로 실시한 조사 결과 베타카로틴 보조제를 매일 복용한 사람은 그렇지 않은 사람보다 폐암 발병률이 높았다. 비타민E 보조제는 전립선암 발생 위험을 높인다는 보고도 있다.

고농도 비타민C 링거도 세계 최고 수준의 의학 저널에 실린 본격적인 비교실험 결과를 보면 암에 '효과가 없다'는 것을 알 수 있다. 항산화력을 강조하는 성분은 그 외에도 코엔자임Q10, 알파리포산, 셀레늄, 카테킨 등 다양하다. 그러나 권위 있는 미국 의학 저널에 '비타민과 항산화 보조제를 복용하는 사람은 100만 명이 넘는데, 암 사망 위험률이 비복용자보다 높다'는 논문이 실리는 등 수명을 단축하는 효과밖에 없는 듯하다.

연예인 중에도 애호자가 많은 수소수는 어떤가. 이것도 '활성산소를 제거한다'고 빈번하게 선전하는데, 가령 수소가 위장으로 흡수되어도 혈액 중의 산소와 반응해 물이 되는 까닭에 세포에는 전달되지 않는다. 애초에 활성산소는 사람의 몸을 외부의 적으로부터 지키는 데도 사용되기 때문에 정말 완전히 '제거'해버리면 인간은 건강을 잃고 사망할 위험이 있다. 항산화물질은 식품으로 적당히 섭취하는 것이 가장 좋다.

또 버섯류는 흔히 '암에 효과가 있다'고 알려져 있다. 예를 들어 상황버섯은 1968년 일본 국립암연구센터가 실험용 쥐를 대상으로 행한 암세포 이식 실험에서 암 증식 억제력이 다른 버섯보다 높다는 연구 결과가 나왔다.

그로부터 40년간 '암을 억제하는 기적의 버섯'으로 불려왔는데, 사람의 암에도 효과가 있는지 여부는 끝내 밝혀지지 않았다. 동물실험이나 시험관을 통해 얻은 수치는 '인체에 미치는 효과'와는 전혀 관계가 없다.

이유는 알 수 없지만 암은 사라지는 경우도 많다

'이렇게 해서 암이 사라졌다'는 체험담은 특히 민간요법에서 자주 볼 수 있다.

나는 지금까지 방치요법을 택한 환자 중에서 이유는 모르지만 암의 성장이 멈추거나, 작아지거나, 사라진 예를 수없이 봐왔다. 치료하지 않으면 암은 사라지기도 한다. 환자들의 생활 습관에 공통점이 없어서 왜 사라졌는지는 확실하지 않다.

보조제나 민간요법을 사용했을 때 암이 사라지면 그 효과를 널리 퍼뜨리고 싶은 마음은 십분 이해한다. 그러나 진짜로 암을 없앨 수 있다면 노벨상감이다.

면역요법 등을 행하는 자비自費 진료 클리닉에서는 웹사이트에 CT화상을 여러 장 띄워놓고 '암이 축소했다, 사라졌다'고 광고한다. 그런데 자세히 보면 '치료 전'과 '치료 후'의 촬영 부위가 다르거나, 폐암 치료 전 화상에는 흉수(胸水, 흉막강 내에 정상 이상으로 고인 액체)가 찍히지 않았는데 '대량의 흉수를 볼 수 있다'는 설명문이 달려 있는 등 엉터리가 많다. 그런데도 속는 사람이 끊이지 않는다.

나의 세컨드 오피니언 외래에 상담하러 온 환자 중에는 이런 사람도 있었다. 도쿄 니혼바시日本橋의 유명한 면역요법 클리닉에 다녔는데, 결국 노후자금 3억 원만 날려 '소송을 걸겠다'는 것이었다. 그는 100퍼센트 '유사 암'인 위장 점막암이었는데, 이런 경우 거의 예외 없이 '사전 설명에 동의했다', '자기 책임' 등을 이유로 돈을 돌려받지 못한다. 돈은 의미 있는 데 쓰자.

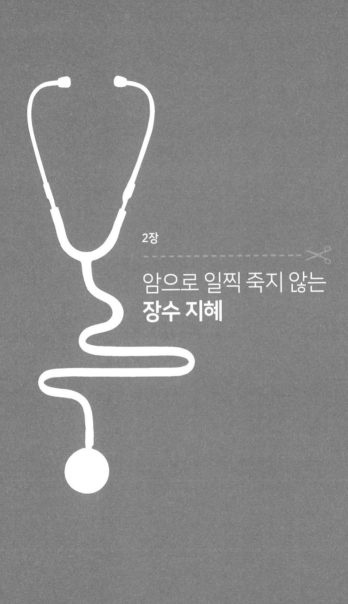

2장

암으로 일찍 죽지 않는
장수 지혜

아침식사를 거르지 않는다

아침식사를 기점으로 몸의 리듬을 만든다.

암을 자연현상으로 인식한다

80대 이상의 고령 사망자를 해부하면 거의 모든 사람에게서 암이 발견된다는 이야기를 앞에서 한 바 있다. 그러나 100세가 넘은 일본인의 사망 원인 중 가장 큰 비중을 차지하는 것은 '자연사(노쇠사)'다. 암인 줄 모르고 몇십 년을 편히 살다가 세상을 떠나는 사람이 많다. 암은 노화현상, 다시 말하면 자연현상이다.

다른 말로 하면 암은 '주름'이나 '치매'처럼 자연현상에 대해 인간이 멋대로 가져다 붙인 이름이다. 그런데 이러한 자연 현상에 인위적인 치료를 가하니까 몸이 불편하고 부자연스러워 고통을 받는 것이다. 암을 자연현상으로 받아들이게 되면, 그 죽음 또한 대체로 자연스럽고 편안한 경우가 많다. 암이라는 사실도 눈치채지 못할 정도다.

다만 영양 부족으로 정상 세포가 약해지거나 오랜 시간 무리한 탓에 몸의 저항력이 떨어지면 암이 단번에 기승하여 수명을 단축할 수 있다.

2장에서는 몸과 마음을 건강하게 유지하고 암과 평화롭게 공존해서 장수하는 습관에 대해 알아본다.

아침식사를 통해 장을 건강하게 한다

'몸은 소우주'라는 말이 있듯이, 우리 몸은 천체와 조화하면서 존재한다.

건강을 챙기는 일의 기본은 아침에 일어나서 밤에 잠들 때까지의 신체 리듬을 만드는 것이다. 아침식사를 기점으로 하면 되는데, 일어나서 아침 햇빛을 쐬고 식사를 한다. 이러한 움직임만으로도 체내 시계가 재설정되어 몸이 깨어나고 활동 준비가 갖춰진다.

세계 장수국의 아침 식단을 살펴보면 프랑스는 카페오레와 크루아상, 이탈리아는 달콤한 빵이나 쿠키와 에스프레소, 홍콩은 죽과 완탕면 등인데 기본적으로 당질을 넉넉하게 섭취한다. 곧바로 활동 에너지로 바꿀 수 있다는 점이 그 이유이리라.

일본인의 아침 식단은 일본식과 서구식의 절충이다. 밥에 낫토를 먹든 토스트와 커피를 먹든 좋아하는 방식대로 먹으면 된다. 다만 음식을 꼭꼭 씹어서 삼키는 것이 중요하다. 그러면 '새날이 밝았다'는 사실이 뇌와 내장과 근육에 전해져서 스위치가 켜진다.

변비에 걸리기 쉬운 사람, 위장이 약한 사람은 의식적으로 장을 흔들어 움직이는 것도 좋다.

우리 체내는 입에서 위, 장으로 이어지는 터널 구조로 되어 있다. 장에서는 입으로 섭취해 위에서 일부 분해된 음식이 내려와 다시 분해·흡수된다. 세균이나 바이러스 같은 외부의 적과 싸우는 것도 장의 중요한 역할로, 체내 면역세포의 60~70퍼센트가 모여 있다. 장이 건강해서 염증 등의 문제가 없으면 영양이 제대로 흡수되고 병원체도 접근하지 못해서 건강하게 살 수 있다.

그런데 대장은 긴장하기 쉬워 사소한 환경 변화나 스트레스에도 변을 밀어내는 움직임이 느려져 변비가 생기기 쉽다. 반대로 설사를 자주 하는 사람도 많은데 스트레스로 장이 경련을 일으켜 변비와 설사를 반복하는 과민성대장증후군으로 고생하는 사람도 늘고 있다.

따뜻한 물과 요구르트+바나나, 그리고 전신 운동

장내 환경 개선과 변비 완화를 위해 아침에 하기 좋은 몇 가지 습관을 추천한다.

① 일어나자마자 따뜻한 물을 마신다.

내장이 따뜻해져서 대장이 원활하게 움직이고 변도 묽어진다. 여름에는 냉수도 괜찮다.

② 화장실은 여유 있게 들어간다.

조금 일찍 일어나 여유를 갖고 화장실을 사용하면 장도 긴장하지 않아서 쾌변으로 이어진다.

③요구르트+바나나로 장내 환경을 개선한다.

요구르트와 바나나는 맛도 좋고 장내 환경 개선에 효과가 높은 콤비다. 정장 작용이 있는 유산균, 식이섬유, 올리고당(유익균의 먹이가 된다)의 상승효과를 얻을 수 있다. 3대 영양소에 더해 바나나에는 비타민B군, 비타민C, 마그네슘, 칼륨 등 요구르트만으로는 부족할 수 있는 영양도 풍부하게 들어 있다.

④복근 운동을 습관화한다.

운동을 통해 변을 밀어내는 복근을 단련한다. 가령 '양치질을 할 때' 등 시간을 정해두면 매일매일 습관으로 지속할 수 있다. 계단 오르내리기도 좋은 복근 운동이므로 가능한 한 계단을 이용하자.

⑤땀이 날 정도로 전신 운동을 한다.

출퇴근 때 한 정거장 정도의 거리를 빠른 속도로 걷는 등 '생글생글 운동(땀이 살짝 날 정도의 기분 좋은 전신 운동)'을 하는 것도 장 활동에 도움이 된다.

변비약은 복용하지 않는다. 많은 변비약에 대장 점막을 자극하는 하제(下劑, 설사를 하게 하는 약-옮긴이) 성분과 변의 수분과 양을 늘리는 성분이 들어 있다.

약의 자극을 받아 변이 부드러워지고 커지기 때문에 처음에는 몇 차례고 화장실을 찾게 된다. 그러나 개운함에 빠져서 계속 약을 복용하면 어느새 그 자극에 익숙해져 순식간에 효과가 떨어진다. 좀 더 강한 자극이 없으면 변이 나오지 않는 상태가 되는 것이다.

한편으로 대장 자체의 근력도 약해진다. 자력으로 쾌변 체질로 변신하자.

7시간 숙면을 취한다

수면부족은 몸의 리듬을 무너뜨려 암을 부른다.

6시간 이하의 수면은 유방암을 일으킬 위험이 크다

스트레스가 많은 현대사회인만큼 불면으로 고민하는 사람
도 많다. 나도 불면증 증상이 있어서 '유사 암 논쟁'이 계속
된 지난 20년간은 한밤중에 자꾸만 잠에서 깼다. 어떤 반론
이 제기되어도 제대로 대응하고자 다양한 분야에 걸쳐 공부
했고, 그래도 시간이 모자라서 초조함이 커지자 하룻밤 새 열
차례나 화장실에 간 적도 있다.

당시 우리 집에는 반려견이 두 마리 있어서 밤에는 한 이

불에서 같이 잤는데 그 온기가 얼마나 도움이 되었는지 모른다. 밤중에 눈이 떠졌을 때 생명체의 체온이 느껴지면 마음이 차분해져서 다시 잠들 수 있었다.

유사 암 논쟁에서는 결국 한 번도 상대에게 지지 않았다. 내 주장을 환자의 데이터로 뒷받침한 책도 세상에 낼 수 있었다. 긴장이 풀린 이후로는 한 번도 깨지 않고 8시간이나 숙면할 수 있게 되었다.

불면증은 스트레스에 의한 병으로, 치료하기 위해서는 원인을 제거하는 수밖에 없다는 것을 나 자신이 체험했다.

수면과 암의 관계에서는 '수면시간이 짧은 사람일수록 유방암에 걸리기 쉽다'는 연구 결과를 비롯해 몇 가지 보고되었다. 가령 미야기宮城 현 오자키大崎 보건소 관할 지역에 사는 40~79세의 여성 약 2만 7천 명을 추적한 조사 결과를 살펴보면 다음과 같다.

먼저 1994년에 생활 습관에 대한 자세한 설문조사를 실시하고 7년 후 재조사한 결과 143명이 유방암 진단을 받았다. 과거 1년간의 평균 수면시간에 대해 '6시간 이하', '7시간', '8시간', '9시간 이상'으로 나눠서 조사한 결과를 비교하면 수면시간이 6시간 이하인 사람들이 유방암에 걸릴 위험이 확실히 높은 것으로 나타났다.

'수면 호르몬' 멜라토닌이 전립선암을 막는다

또 미국의 하버드대학 공중위생대학원 연구팀은 수면 중에 분비되는 호르몬인 '멜라토닌'이 전립선암의 발병을 억제한다고 발표했다.

아이슬란드의 고령 남성 928명의 멜라토닌 수치를 측정하고 추적조사했는데 111명이 전립선암 진단을 받았고 그 가운데 24명은 진행성 암이었다. 그리고 수면장애가 있는 사람은 멜라토닌이 분비되는 정도가 상대적으로 낮았다. 멜라토닌 분비량이 적은 그룹은 많은 그룹에 비해 진행성 전립선암을 일으킬 확률이 4배나 되었다.

멜라토닌 분비는 아침 햇빛을 쐬어서 체내 시계가 재설정되면 잠시 멈추었다가 14~16시간 정도 지나면 다시 시작되곤 한다. 체내에 멜라토닌이 증가할수록 심부의 체온이 조금씩 내려가서 졸음이 온다. 멜라토닌 분비 이상이 우울증, 스트레스, 생식 능력 등에 관계한다는 설도 있다.

수면 중에는 성장 호르몬도 분비된다. 낮 동안의 활동으로 세포가 손상된 몸을 회복시켜주는 호르몬이다. 수면부족이 이어지면 피로가 쌓여 감기에 쉽게 걸리거나 피부 트러블과 탈모가 심해진다. 성장 호르몬이 제대로 분비되지 않은 탓에 회복이 늦어 건강을 해치고 노화를 초래하기 때문이다.

또 신진대사 능력도 떨어져 밤샘을 하면 곧바로 얼굴이 붓는다. 교감신경의 긴장이 지속되어서 혈압도 올라간다. 하나같이 수명을 줄이는 일뿐이다.

지역 의료 인력 양성을 목적으로 설립된 자치의과대학에서는 일본인 남성 4천 419명을 대상으로 수면시간을 조사해 '수면시간이 6시간 이하인 사람은 7~8시간인 사람에 비해 사망률이 2.4배 높아진다'고 보고했다.

수면시간은 7시간이 적절, 과다수면도 일찍 사망한다

다만 수면도 과유불급이다.

1980년대에 미국 캘리포니아대학이 100만 명 이상을 대상으로 실시한 조사에서는 '자고 싶은 만큼 충분히 자는 사람도 일찍 사망한다'는 결과가 나왔다. 연구 결과에 의하면 가장 사망률이 낮은 사람은 하루 7시간 수면을 취하는 이로, 그 이하인 사람은 수명이 짧아졌다. 그러나 오랜 시간 잠을 자는 것도 문제로, 수면시간이 7시간인 사람과 비교하면 9시간인 사람의 사망률은 남성이 17퍼센트, 여성이 23퍼센트나 높았다.

일본 나고야대학의 연구에서도 비슷한 결과가 나왔다. 40~79세의 남녀 약 10만 명을 10년에 걸쳐 추적조사했다. 대상자의 평균 수면시간은 남성이 7.5시간, 여성이 7.1시간 이었다. 이 연구에서도 가장 낮은 사망률을 보인 것은 남녀 모두 수면시간이 7시간인 사람들이었다. 그보다 짧거나 길게 자는 사람들은 사망률이 높아지는 경향을 보였다.

잠드는 데 어려움을 겪는다면 먼저 따뜻한 물로 샤워를 한 후, 가볍게 스트레칭을 하자. 체온이 올라간 상태에서 내려가 거나 적당한 피로감이 있을 때 뇌도 긴장을 풀고 편안히 잠들 수 있다. 수면 유도제나 술에 의존하지 말고 자연스럽게 잘 수 있는 방법을 고민해보자.

고기도 당질도 거르지 않는다

저영양, 편식은 만병의 근원이다.

영양을 섭취하지 않으면 죽는다

신문에 '비건 음식점 유행'이라는 뉴스가 실린 것을 보았다. '비건vegan'은 고기, 생선, 달걀, 우유 등 온갖 동물성 식품을 섭취하지 않는 완전 채식주의자를 가리킨다(우유와 달걀 등 낙농 제품을 섭취하는 채식주의자인 베지테리언과 구분된다.-옮긴이). 식품 섭취 외에도 가죽이나 모피처럼 동물성 원료로 만든 제품도 사용하지 않는 등, 동물에게 해를 입히지 않겠다는 취지로 영국에서 시작된 생활 방식이다.

몸이 빼빼 마르고 걸음걸이가 휘청거리는 60대 남성이 나의 세컨드 오피니언 외래를 찾아온 적이 있다. 혈액검사인 PSA검사로 전립선암을 발견한 환자로, 전형적인 '유사 암'이었다. 그런데 그의 얼굴은 흙빛에 유령처럼 생기가 없었다.

사연을 들어보니 '거슨요법'에 모든 것을 건 상황이었다. 이는 독일의 의사 막스 거슨Max Gerson이 주장한 식이요법으로 '동물성 단백질, 지방, 염분을 섭취하지 않는다', '곡류는 미정백의 전립분과 현미로 제한한다', '신선한 채소와 과일주스를 매일 2~3리터 마신다' 하는 식으로 엄격한 규칙이 있다.

나는 "당장 영양과 염분을 섭취하지 않으면 죽는다"고 말했는데 그는 "그렇게나 좋아했던 장어도 이제는 몸이 받아들이질 않는다"며 고개를 숙였다.

일본의 사상가 사쿠라자와 유키카즈桜沢如一가 처음으로 주장한 '매크로바이오틱(macrobiotic, 음식을 버리는 것 없이 통째로 먹는 전체식-옮긴이)'의 인기도 뿌리 깊다. 역시 현미 채식이 기본으로, 동물성 식품을 섭취하지 않는 식사요법이다. 후두암으로 사망한 이마와노 기요시로(忌野清志郎, 일본의 대표적인 언더그라운드 록앤롤 가수-옮긴이), 췌장암으로 사망한 스티브 잡스도 매크로바이오틱의 신봉자였다. 참고로 사쿠라자와는 심근경색으로 74세에 사망했다.

무엇을 먹고 안 먹고는 개인의 자유지만 저영양 상태로는 몸이 버틸 수 없다. '고기나 유제품은 암의 먹이가 되니까 현미 채식이나 단식으로 영양을 끊는 것이 좋다'는 설명도 완전히 거짓말이다. 영양을 끊으면 정상세포가 먼저 약해져서 암에게 꺾여버린다. 암은 피부를 찢을 만큼 난폭하기 때문이다.

진행암 환자 가운데는 내게 비밀로 하고 현미 채식이나 단식을 시작했다가 급격히 암이 퍼져 순식간에 사망한 사람이 여럿 있다.

수백만 년 전의 인류도 고기와 달걀을 먹었다

수백만 년 전 아프리카에서 인간의 조상은 맹수가 먹다 남긴 죽은 동물의 고기나 타조 알을 먹었을 것이다. 약 1만 년 전에는 산양과 소를 가축화해서 젖도 먹기 시작했다. 그렇게 해서 인류는 목숨을 유지해왔다. 건강한 고령자를 대상으로 한 일본 내 설문조사를 살펴봐도 채식주의자는 눈에 띄지 않는다.

고기, 생선, 달걀, 우유는 동물성 단백질의 보고다. 생명을 유지하는 데 필요한 필수 아미노산을 전부 포함하고 있고 몸에 흡수되기도 쉽다. 이러한 동물성 단백질과 비교하면 식물성 단백질은 필수 아미노산의 균형도, 흡수율도 낮은 편이다.

과거 가난에 허덕였던 일본에서는 고기도 달걀도 사치품이었다. 서민의 밥상에 오르는 것은 밥과 된장국, 나물이나 장아찌에 생선이 더해지는 정도로 변변찮았다.

1950년 일본인의 하루 평균 단백질 섭취량은 68그램이었다. 그 대부분은 쌀과 콩에서 섭취한 것으로, 그중 동물성 단백질은 17그램이었다(후생노동성 「국민건강·영양조사」 참조).

그 무렵 일본 남성의 평균 수명은 60세가 안 되었고, 국민의 평균 수명도 세계에서 60번째 정도였다. 그랬던 것이 단번에 살림이 풍요로워지면서 누구나 고기, 달걀, 생선, 우유를 먹을 수 있게 되었고 평균 수명이 늘어나 지금은 세계를 대표하는 장수국으로 이름을 떨치고 있다.

장기간에 걸친 '당질 제한'은 암과 심근경색 발병률을 높인다

그렇다고 해서 '고기, 달걀, 유제품만 먹으면 체력이 생기고 체중을 감량할 수 있다'거나 '당질 제한으로 건강해진다'

는 것은 극단적인 이야기다.

'당질 제한 전도사'로 불리는 일본의 논픽션 작가 기리야마 히데키桐山秀樹가 61세에 심근경색으로 급사한 후에도 당질 제한식 다이어트는 '순식간에 살이 빠지고 혈당치도 정상이 된다'는 말과 함께 여전히 인기다.

탄수화물과 그 유도체를 말하는 당질은 밥, 빵, 면, 과자나 과일, 감자와 고구마, 근채류에 많이 포함되어 있고 체내에서 포도당으로 변한다. 포도당은 몸과 뇌의 연료로 쓰이는데, 부족하면 이를 눈치챈 몸이 저금을 꺼내 쓰듯이 근육의 단백질을 아미노산으로 분해해 거기서 포도당을 생성한다.

요컨대 당질이 부족하면 근육이 빠진다. 심장도 근육 덩어리다. 미국 하버드대학 등의 연구팀은 17만 명을 대상으로 20년간 추적조사해서 '당질을 지나치게 제한하면, 특히 남성은 암과 심혈관 질병에 걸리기 쉽고 전체 사망률이 20~30퍼센트 상승한다'고 공표했다.

세계 곳곳에서 당질 제한식, 즉 저탄수화물식을 하는 27만 명 이상의 자료를 분석한 결과도 '장기간에 걸친 당질 제한은 사망 위험률을 확실히 높이며, 건강에 대한 효용은 확인할 수 없다'고 말한다.

역설적인 데이터도 있다. 후쿠오카福岡 현의 작은 시골마을

히사야마마치久山町에 거주하는 주민 8천 명은 일본 당뇨병 학회가 이상적인 식사로 추천한 '당질 60퍼센트, 풍부한 양의 채소, 섭취 칼로리는 1일 1800칼로리 전후'의 식생활을 50년간 이어왔다. 그러자 당뇨병, 암, 치매의 발병률이 전국 평균보다 증가한 수치를 보였다.

현미 채식이나 주스요법으로는 당질이 70퍼센트 이상 되기 쉽다. 영양은 '한쪽으로 치우치지 않는 것'이 가장 중요하다.

염분 섭취를 줄이지 않는다

소금과 암, 소금과 고혈압은 관계없다.

'암 사망률'이 일본에서 가장 낮은
나가노 현 주민은 짠 음식을 좋아한다

　건강을 생각한다면 맛 자체보다는 '염분을 줄이고', '싱겁게 먹는 것'이 중요하다. 그래서 라면이나 가락국수의 국물을 후루룩 마시는 것도, 생선구이에 간장을 뿌리는 것도 조심스러울 수밖에 없다. 이렇듯 '염분'에 대항해 무미건조한 식생활을 하는 사람이 많다.

　혀에 닿는 순간 맛있다고 느껴지는 적당히 짠맛이 몸에 가장 좋은데도 말이다. 사실은 염분이 부족한 사람이 더 일찍 죽는다.

'일본인은 염분을 많이 섭취한다', '염분 섭취를 줄이면 암과 고혈압을 예방할 수 있다'는 식으로 벌써 반세기 넘게 염분을 줄이라는 압력이 일본 사회를 강하게 짓누르고 있다. 그러나 염분과 암, 고혈압의 관계는 지금도 확실하게 밝혀지지 않았다.

'일본이 세계 제일의 장수국이 된 것은 소금을 잘 섭취한 것도 한 원인이 아닐까' 하는 설도 있는데, 이와 관련해 지방자치단체별 '소금 소비량과 암 사망률' 자료가 시선을 끈다.

나가노 현은 1995년부터 전국에서 가장 낮은 암 사망률을 자랑하는 장수 현縣으로, 남성의 평균 수명은 1990년부터 줄곧 전국 최고다. 그런데 나가노 현의 소금 소비량은 전국 4위, 된장 1위, 간장 8위(2008년 일본 총무성 통계국)로 월등하게 '짠 음식을 좋아하는 지역'이다.

논문 93건 분석 결과, '위암에 소금은 무죄'

일본 국립암연구센터가 발표한 '암을 예방하기 위한 신新

12조항'에는 '짠 식품은 삼가야 하며, 1일 권장 소금 섭취량은 남성 8그램, 여성 7그램 미만'이라고 되어 있다. 이전 조항부터 약 40년 동안 '암 예방을 위해 소금 섭취를 줄이자'고 선전하고 있다. 그 근거 중 하나는 이 센터가 실시한 추적조사다.

1990년 이와테岩手 현의 니노헤二戸, 아키타秋田 현의 요코테横手, 나가노 현의 사쿠佐久, 오키나와沖繩 현의 이시카와石川 등 4개 지역에 사는 40~56세 남녀 약 4만 명을 대상으로 식사와 흡연 등 생활 습관에 관한 설문조사를 하고 그 후 10년간 추적조사를 했다. 그 결과 남성은 소금을 많이 섭취할수록 위암 발병률도 높다는 사실이 밝혀졌지만 여성은 소금 섭취량과 위암 발병률의 관련성을 전혀 찾을 수 없었다. 이래서는 증거가 불충분하다.

영국에서는 소금과 위암에 관해 전 세계 여러 나라 사람과 동물을 포함해 조사 및 실험한 자료를 93건이나 분석한 논문이 1997년 발표되었다. 결론을 말하자면 '소금은 무죄'였다.

'소금이 체내에서 발암물질이 된다는 것을 보여주는 증거는 없다. 과거 40~60년간 세계적으로 위암 발병률이 감소했지만 소금이 직접 관계한다고는 생각할 수 없다. 위암 발병률 감소는 냉장고가 보급되어 식품의 보존성이 좋아졌기 때문'이라고 단언했다.

권위 있는 의학 저널《랜싯 The Lancet》에도 소금과 고혈압에 대한 상식을 뒤집는 논문이 실렸다. 세계 여러 나라의 30~70세 남녀 13만 명 이상을 대상으로 염분 섭취량을 측정해 추적조사한 결과 하루에 염분을 10~12그램 섭취하는 사람들이 가장 오래 살았다. 또한 '염분 섭취량이 적을수록 심근경색에 걸리기 쉽고 사망률도 높아진다'는 결과를 얻었다.

덴마크에서 진행한 연구도 결과는 마찬가지였다. '비만과 고혈압인 사람을 A, B 두 그룹으로 나누어 A그룹은 염분을 6그램으로 제한하고 B그룹은 그대로 두었는데 총 사망률에는 아무런 영향도 미치지 않았다'는 결론이 나왔다.

1일 소금 섭취량 '6.7그램 미만'은 사망률 증가

미국 고혈압학회에서 상을 받은 의학박사 아오키 규조青木久三는 "소금 결핍은 생명을 빼앗는다. 일본인 고혈압 환자 중 98퍼센트는 소금과 관계가 없다"고 말했다.

물과 소금은 공동으로 체내의 수분량을 조절해 '체액을 약알칼리성으로 유지하고', '칼륨과 연계해 규칙적인 심장 박동을 돕고', '신경전달과 소화·흡수를 돕는' 등 생명과 관계되는 일을 한다.

물과 소금 중 어느 한쪽이 부족해도 탈수, 현기증, 정신장애, 신부전, 혼수 등이 일어나고 최악의 경우 죽음에 이른다. 특히 날씨가 더워 땀을 많이 흘리는 계절에는 나트륨을 빼앗기기 쉽고, 염분 부족은 열중증(熱中症, 지나치게 높은 온도와 습도로 인하여 체온 조절이 어려워져 발생하는 병적 증세-옮긴이)과 관계하는 탓에 물뿐 아니라 소금도 보충해야 한다.

물과 소금은 몸에 필요한 양을 제외하고는 바로 소변으로 배출되는 까닭에 과다 섭취해도 걱정할 필요가 없다.

세계보건기구는 2013년 '고혈압과 심장병 등 만성질환을 예방하기 위해 성인은 하루 소금 섭취량을 5그램 미만으로 조절해야 한다'는 새로운 지침을 발표했다. 라면 한 그릇을 예로 들자면 면에 2그램, 국물에 4그램 전후의 염분이 들어 있기에, 국물 대부분을 남긴다고 해도 이후로는 온종일 염분을 제한해야 하는 것이다. 이래서는 죽고 만다.

덴마크의 한 연구자는 '몇몇 의료단체가 하루 소금 섭취량을 6그램 미만으로 줄이자고 권고하고 있다. 그 지침에 따르면 세계의 60~70억 명 인구가 식사 습관을 바꾸어야 한다. 건강한 사람을 대상으로 한 연구에서는 소금 섭취량이 6.7그램 미만일 때 사망률이 증가했다'고 경고했다. 공포감을 조장하는 비즈니스에는 늘 주의하자.

또한 나트륨과 칼륨은 서로 연동해서 체내의 균형을 유지하므로 칼륨이 많은 생채소, 감자나 고구마, 두부, 해조류, 과일 등도 적당히 섭취하는 게 좋다.

혈압과 콜레스테롤은
약으로 해결되지 않는다

무리하게 수치를 내리면 암을 부른다.

강압제를 장기 복용하면 암, 뇌경색, 치매가 증가한다

일본에서는 70세가 넘으면 절반 이상이 '혈압이 높으니까 치료를 받아야 한다'며 혈압강하제 복용을 권유받는다. 일본인의 사망 원인 중 암 다음으로 많은 것이 심근경색, 뇌경색, 뇌출혈 등 심장과 뇌의 혈관이 막히거나 파열해서 일어나는 병이다.

이를 막기 위해 혈압을 낮추라는 것인데, 일본인의 혈압을 약으로 낮춰서 '뇌졸중이나 심장병이 줄었다', '사망률이 감소했다'고 증명된 자료는 하나도 없다. 강하제로 인한 암 발병률이 빈번히 경고될 뿐이다.

일본에서 70세 이상의 고혈압(수축기 160~180㎜Hg, 확장기 90~100㎜Hg) 환자들을 '혈압을 150/90 미만으로 낮추는 약'과 '플라시보(placebo, 위약)'를 복용하는 두 개의 그룹으로 나누어 3년간 추적한 순환기학회의 연구가 있다. 연구 결과, 강압제를 복용한 그룹이 암에 걸리거나 뇌경색을 일으킨 경우가 많았다.

이바라키茨城 현 추적조사에서도 같은 결과가 나왔다.

75세가 넘으면 '혈압 180 이상'이 오래 산다

그럼 혈압이 180이 넘는 사람은 어떨까. 후쿠시마 현에 거주하는 주민 4만 명 이상을 평균 5년 이상 추적한 조사에서는 '혈압이 높은 그룹이 낮추는 치료를 하자 오히려 사망률이 높아졌다'는 결과가 나왔다. 수축기 혈압이 180 이상인 사람들이 160 미만으로 떨어지면, 애초에 160 미만이면서 치료하지 않았던 사람들보다 10배가량 사망률이 뛰어올랐다.

핀란드에서는 혈압강하제를 복용하지 않는 75~85세의

노인 521명을 5년간 추적조사했다. 그 결과 최고혈압이 180 이상인 사람들이 가장 오래 살았다는 점이 밝혀졌다. 최고혈압이 140 이하인 사람들은 생존율이 크게 떨어졌다.

이는 생물학적·의학적으로 당연한 결과다. 인간의 신체에서 가장 중요한 것은 뇌이고, 뇌 활동의 연료가 되는 영양과 산소를 혈액이 운반한다. 심장은 펌프 운동을 하면서 혈액을 내보내는데 나이가 들수록 혈관이 굳고 가늘어지는 까닭에 힘차게 내보내지 않으면 구석구석까지 미칠 수 없다. 그래서 심장의 펌프 압력을 세게 하는 혈압을 올릴 필요가 있는 것이다.

이를 약으로 억제하면 강물이 흐르지 않고 고여 탁해지듯이 혈액의 흐름이 나빠져 혈관 안에서 굳어지기 쉽다. 무서운 것은 뇌경색인데, 혈관이 막히거나 혈액이 흐르지 못해 뇌의 조직이 죽어버리는 병으로 반신마비가 일어날 수 있다.

혈액이 뇌에 제대로 돌지 않으면 비틀거림과 치매도 발생하기 쉽다. 전국 각지의 일본인 약 1만 명을 대상으로 추적조사한 국가 연구에서는 '연령, 혈압에 관계없이 혈압강하제를 복용하지 않는 사람이 14년 후 높은 자립도를 보였다'는 결과를 내놓았다. 혈압을 억지로 조절하지 않고 자연스럽게 놓아두는 편이 몸과 마음, 그리고 뇌의 건강에 좋다는 것이다.

혈압은 연령·성별·신장·체중·염분·흡연·음주량·운동량 등의 영향을 받아, 몸이 최고 상태로 알아서 조절해주는 수치다. 수축기 혈압이 200대로 올라 두통과 현기증이 있다면, 이때는 치료가 필요하다. 이를 제외한 경우에 고혈압이 신경 쓰인다면 폭음과 폭식에 주의하고 자주 걷자. 절제와 운동을 실천하면 혈압이 내려갈 것이다.

콜레스테롤은 '암의 방파제'

흔히 혈중 콜레스테롤도 '높을수록 혈액이 끈적끈적해져 심근경색 등으로 일찍 사망한다'고 생각하는데, 사실은 완전히 반대다.

'고지혈증(고콜레스테롤혈증, 지질이상증)'으로 진단받은 일본인 약 5만 1천 명에게 콜레스테롤 저하제를 복용하게 하고 추적한 연구가 있다. 뚜껑을 열어보니 콜레스테롤 수치가 떨어질수록 뇌졸중, 암, 사고, 자살에 의한 사망률이 증가해 총 사망률이 높아졌다. 암 또한 마찬가지로 콜레스테롤 수치가 높을수록 암을 막는 방파제가 되는 한편, 낮으면 낮을수록 암 발병률과 암 사망률이 높아진다는 자료가 속속 발표되고 있다.

콜레스테롤은 지질의 한 종류로 고기, 생선, 우유, 달걀에 많이 포함되어 있고 세포막의 재료가 된다. 즉 세포를 튼튼하게 해준다. 암은 정상세포를 밀어내며 확대하듯이 커지는 까닭에 튼튼한 세포막은 '암에 걸리지 않기' 위해 반드시 필요하다.

그러나 전체 콜레스테롤 수치의 기준을 10mg/dl만 높혀도 약의 판매가 1조 원 이상 감소한다. 이에 어떤 방법을 써서라도 약을 팔고 싶은 일본 동맥경화학회와 제약업계는 고육책을 생각해낸다. 전체 콜레스테롤을 진단 기준으로부터 떼어내어 '좋은 콜레스테롤', '나쁜 콜레스테롤'로 나눈 후 나쁜 콜레스테롤의 수치를 문제 삼는 것이다.

실로 독특한 발상인데, 일본과 덴마크에서 수만 명 단위로 행한 추적조사에서 '나쁜 콜레스테롤'로 불리는 LDL 콜레스테롤 수치도 '낮으면 사망률이 올라가고, 높을수록 사망률이 내려간다'는 결과가 나왔다.

여성은 폐경을 하면 콜레스테롤 수치가 급상승하는데 이는 여성 호르몬의 감소에 의한 생리현상으로 건강하다는 증거다. 약을 복용할 필요는 전혀 없다.

건강하다면 혈당치는 신경 쓰지 않는다

혈당치를 약으로 떨어뜨리면 사망자가 증가한다.

'당뇨병 환자 1천만 명'이라는 속임수

혈액 검사에서 '고혈압', '당뇨병'이라고 진단받아 가슴이 철렁하는 경우도 많다. 일본에는 1천만 명의 당뇨병 환자가 존재한다고 알려져 있다. 최근에는 '임신 당뇨병'(임신 중에 처음으로 발견 또는 나타난 당 대사이상 질환 - 옮긴이)이라는 말을 듣고 놀라는 젊은 임산부도 늘었다.

그러나 혈압이나 콜레스테롤 수치와 마찬가지로 '고혈당' 진단 기준치도 부당하리만치 낮게 정해져 있다. 건강하게 생활하고 있다면 고혈당은 신경 쓰지 않아도 된다.

일본인에게 나타나는 당뇨병의 90퍼센트 이상은 당질과 지방의 과다 섭취와 노화에 의한 '2형 당뇨병'이다. 다음多飮 · 다뇨多尿 등의 자각증상이 없는 건강한 사람이 대부분으로, 치료는 유해하다.

당뇨병은 혈당치(혈액 속의 포도당 농도)가 항상 높은 상태에 머무는 질병이다. 합병증을 조심해야 하는데 특유의 망막증이나 신장병, 신경장애가 일어나 다리를 절단해야 할 수도 있다고 의사는 협박하겠지만, 당황하지 않아도 된다.

오히려 약으로 지나치게 혈당치를 떨어뜨리면 휘청거리다 넘어져서 거동도 못하고 누워 지내게 될 수 있다. 정신을 잃고 쓰러지는 등 목숨과 관계되므로 위험하다는 사실을 알아야 한다.

먼저 '당 대사糖代謝'의 기본 개념에 대해 정확히 알아두자. 우리가 먹고 마시는 음식을 통해 섭취한 당질(탄수화물)은 소장에서 분해되어 '포도당'으로 변한다. 이는 뇌와 근육을 움직이는 데 없어서는 안 되는 중요한 연료다.

포도당은 혈액에 흡수되어 전신을 돌며, 췌장에서 분비되는 호르몬인 '인슐린'의 작용으로 세포에 흡수되어 에너지로 변한다.

사용되지 않고 남은 포도당은 비상 연료로 간장과 근육, 지방 조직에 비축된다. 이때도 인슐린이 활약한다.

혈당치는 밥, 빵, 과자, 과일, 감자, 고구마 등을 통해 당질을 섭취하면 높아지고, 운동 등을 해서 포도당이 사용되면 낮아진다. 당 대사란 이렇듯 당질이 에너지원이 되는 구조를 말한다.

당뇨병에 걸리면 인슐린이 제대로 작용하지 않거나 분비되지 않아서 당 대사가 정체되고, 더 나아가서는 합병증이 일어난다.

기준치를 내리자 당뇨병 환자가 단번에 증가했다

일본당뇨병학회 기준에 따르면 당뇨병은 ①공복 시 혈당치 ②포도당부하시험 혈당치 ③헤모글로빈A1c로 진단된다 (우리나라는 대한당뇨병학회의 당뇨병 진단 기준을 참고한다. - 옮긴이).

①은 126mg/dl가 기준치인데, 이전에는 140이었던 수치를 세계보건기구가 1989년에 갑자기 내렸다. 이에 따라 세계의 당뇨병 인구가 단번에 증가했다. 그러나 기준치를 내렸더니 건강 상태가 좋아졌다거나, 수명이 늘어났다는 자료는

어디에서도 찾아볼 수 없다.

②는 75그램의 포도당을 마시고 두 시간 후에 채혈해서 혈당치가 '200 이상'이면 당뇨병으로 진단한다. 그러나 체중이 40킬로그램인 사람도 100킬로그램인 사람과 똑같은 양을 마시고 측정한다는 것은 너무 대략적인 방식이라 신뢰할 수 없다.

③은 혈당의 평균치로, 일본당뇨병학회의 진단 기준치는 '6.5(퍼센트) 이상', 치료 목표치는 '6.2 미만'이다. 그렇기 때문에 7.0이면 의사에게 잔소리를 듣고 8.0의 경우 "죽어도 몰라요" 하고 협박을 당한 사람도 많을 것이다.

영국에서 당뇨병 환자 2만 8천 명의 사망률을 분석한 자료를 보면 깜짝 놀라게 된다. 혈당치가 7.5 부근인 사람의 사망률이 가장 낮고 6.5 미만의 사망률은 매우 높다. 인슐린으로 치료한 사람들은 더욱 사망률이 높아서 8.0 이상인 사람보다 6.5 미만인 사람의 사망률이 훨씬 높았다.

혈당치를 내릴수록 사망하기 쉽다

일본당뇨병학회와 일본노년의학계는 2016년 5월 고령

자에 특화한 헤모글로빈A1c의 목표치를 발표했다. 고령자는 심신 상태나 증상의 개인차가 큰 데다 치매를 진행시킬지 모르는 중증 저혈당을 일으키기 쉬운 까닭에 이루어진 조치다. 이 수치는 치매 정도에 따라 세분화되는데 치료 목표치는 7.0~8.5 미만이다.

그렇다면 진단 기준치를 7.0으로 하면 될 텐데 왜 그렇게 하지 않을까? 약 1천만 명의 환자를 줄이고 싶지 않기 때문이리라.

혈당치를 낮출수록 사망하기 쉬운 이유는 우선 저혈당 발작에 있다. 뇌세포의 연료인 포도당의 공급이 끊어지면 순식간에 뇌 기능이 정지해 실신에서 뇌사 상태를 거쳐 사망에 이른다. 특히 인슐린은 저혈당 상태가 되기 쉽고 그만큼 사망 위험성도 높다. 혈액 중의 인슐린 과잉이 암 유발에 관계한다는 보고도 여럿 있다.

두 번째로 낙상 위험이다. 혈당치를 엄격하게 낮출수록 낙상률이 높아져 골절 상태에서 '치료가 잘 되지 않아' 끝내는 거동을 하지 못하고 누워만 지내는 악순환이 일어난다.

세 번째로 약의 부작용이다. 당뇨병 치료제 가운데 가장 많이 팔리는 '자누비아'만 해도 아나필락시스(항원-항체 면역 반응이 원인이 되어 발생하는 급격한 전신 반응-옮긴이), 피부점막안

증후군(교원병의 한 형태로 전신 피부, 점막 및 눈에 반복하여 병변을 일
으키는 것-옮긴이), 간 기능 장애, 황달, 급성 신부전, 급성 췌장
염, 장폐색, 혈소판 감소 등 수많은 부작용이 따른다.

치료 목적이라고 해도 약과 인슐린은 최대한 피하도록 하자.

열을 내리지 않는다

발열, 기침, 콧물 등의 증상은
면역체계가 싸우고 있다는 신호다.

암과 면역력에 대한 오해

먼저 암과 면역력을 둘러싼 오해에 대해 이야기해보자. 환자들은 종종 "암과 싸우기 위해 면역력을 기르고 싶다"는 내용으로 상담을 청해온다. 책이나 잡지를 펼치면 '면역력을 강화해서 암을 이기자', '면역력을 높이면 암에 걸리지 않는다' 등 면역력 증강이 암을 치료할 수 있다고 오해하게끔 하는 선전문구가 넘쳐난다. 사실 환자들이 그대로 믿는 것도 무리가 아니다.

인간의 면역체계는 바이러스, 세균, 독물 등 '이물질', '외부의 적'에 대해서는 확실히 엄청난 공격력을 발휘한다. 의학적으로 '면역력이 올라갔다'는 것은 면역체계를 유지하는 백혈구 수가 증가해 빨갛게 붓거나 열을 가진 '염증'이 일어난 상태를 말한다.

발열, 기침, 콧물, 가래, 설사, 구토 등은 면역력이 올라가 바이러스, 세균과 싸우고 있다는 신호다. 약에 의존하지 말고 몸밖으로 내보내야 할 것은 완전히 내보내는 것이 회복의 지름길이다.

반면에 암은 자신의 세포가 변이해서 자란 '자기 자신'이므로 바이러스나 세균을 없애는 면역력으로는 해결할 수 없다. 오히려 염증이 오래 지속되면 암이 발생할 위험이 높아진다. 예컨대 만성 간염이 있으면 간암 발병률이 증가한다. 아베 신조安倍晋三 총리의 지병으로 화제가 된 '궤양성 대장염'도 오래 앓으면 대장암이 발생하기 쉽다.

암은 정상세포를 밀어내고 퍼지기 때문에 면역력보다도 '정상세포를 튼튼하게' 하고 '체력을 키우는 것'이 무엇보다 중요하다.

해열제나 기침약을 사용해서는 안 된다

이번에는 외부의 적과 싸우는 면역력에 대해서 알아보자. 우리는 조금만 열이 나거나 기침이 나고 설사를 하면 서둘러 의사에게 달려가 약을 처방받는다. 그러고는 해열제나 기침약, 지사제에 의존한다. 이는 애써 행동을 개시한 자신의 면역력을 망치는 일이 된다는 사실을 아는가?

바이러스가 외부에서 침입하면 몸은 적과 싸우는 백혈구가 활동할 수 있도록 하기 위해 먼저 체온을 높인다. 그런데 약을 먹어서 다시 체온을 떨어뜨리면 바이러스는 체내에 오래 머물며 퍼져나간다. 일시적으로는 편해져도 다시 도져서 며칠이 지나도 감기가 떨어지지 않는다.

실제로 바이러스 감염으로 발열시킨 토끼에게 해열제를 사용하면 사용하지 않은 그룹에 비해 바이러스의 양이 100배나 늘었고 사망률도 높았다. 사람을 대상으로 한 여러 조사에서도 연령과 상관없이 감기에 해열제를 사용하면 회복이 며칠 늦어졌다.

자력으로 열이 떨어지면 몸 상태도 가뿐하게 돌아오고 자신감이 붙는다. 열이 나고 병이 치료될 때마다 인간은 튼튼해진다. 인플루엔자도 '조금 심한 감기'에 불과하므로 집에서 며칠 안정을 취하면 머지않아 낫는다. 뇌질환이 되는 것은 해열제가 원인이므로 주의하자.

기침이나 목이 붓는 것도 몸이 바이러스와 싸우고 있다는 신호이므로 막아서는 안 된다. 또 구토나 설사도 세균, 독물을 한시라도 빨리 몰아내려는 반사 작용이다. '나와야 할 것은 완전히 내보내는 것'이 면역력을 높이는 지름길이다.

모든 일에 과하게 파고들지 않는다

무리한 체중 감량, 격렬한 운동, 히트 쇼크로 목숨을 잃는다.

'과함'은 금물, 건강도 '중용'이 중요하다

공자가 인덕의 최상위에 두었던 '중용中庸'처럼, 과하거나 부족함 없이 적당히 균형 잡힌 삶은 건강에도 그대로 적용된다.

예를 들어 무리하게 체중을 감량하면 정상세포가 약해져 암에 걸리기 쉽다. 격렬한 운동을 하면 면역력이 떨어지고 혈관도 막히기 쉽다. 추운 욕실에서 욕조의 뜨거운 물에 몸을 담그면 히트 쇼트(heat shock, 급격한 온도 변화로 인해 혈압이 심하게 오르내리거나 맥박이 변동하는 증상-옮긴이)가 일어나 심할 경우 뇌졸중과 심근경색을 일으킨다. 어떤 일이건 과하게 파고들면 몸에 부담을 주게 되며, 결국 수명에도 영향을 미친다.

나도 평소에 체중이 많이 빠지거나 늘지 않도록 주의한다. 체중계에 의존하기보다는 바지 벨트가 꽉 끼면 '식사량을 조금 줄이고 몸을 움직여야겠다'고 의식한다. 반대로 헐거워지면 '케이크도 오케이' 하는 식으로 식단을 조절한다.

운동은 '적당히 걷는 일'에 유의해서 매일 아침 반려견과 함께 30분 정도 산책을 즐긴다. 지하철역에서는 가능한 한 계단을 이용한다.

'추운 욕실'과 '뜨거운 물'이 혈압을 요동치게 한다

도쿄 건강장수의료센터의 아오야기 유키토시青柳幸利 부부장은 "걸을수록 건강해진다는 말은 틀렸다"고 경고한다.

군마群馬 현 나카노조中之条 마을에 사는 65세 이상의 주민 5천 명을 대상으로 하루 24시간 생활 행동 데이터를 15년치 모아서 분석한 연구가 있다. 결과는 다음과 같았다.

중장년의 경우 하루에 1만 보를 걷거나 과한 근력 트레이

116

닝을 하는 등 격렬한 운동을 하면 오히려 면역력이 저하되어 동맥경화와 빈혈을 일으킨다는 것이다.

격렬한 운동 중에는 심장이 혈액을 대량으로 내보내 노화로 인해 딱딱하고 가늘어진 혈관을 무리하게 지나게 되므로 혈관이 더욱 노화하는 까닭이다.

아오야기 부부장은 "하루에 8천 보, 그중에서도 20분은 이야기를 나눌 수 있을 정도의 빠르기로 걷는다. 이렇게 매일 지속하는 것이 건강에 가장 좋은 황금 비율이다"라고 말한다.

히트 쇼크에 대한 이야기도 해보자. 후생노동성에서 2013년에 발표한 조사에 의하면 일본에서 연간 1만 9천 명, 그러니까 교통사고 사망자의 4~5배나 되는 사람들이 욕실에서 급사한다.

특히 겨울은 저승으로 들어가는 귀문鬼門으로, 추운 실외와 따뜻한 실내, 서늘한 욕실과 뜨거운 목욕물 등의 온도 차이로 혈압이 오르내려 생명을 잃기 쉽다. 따뜻한 방에 있다가 추운 곳에 나가 옷을 벗으면 혈관이 수축해 혈압이 급격히 올라가서 심근경색과 뇌졸중을 일으키는 방아쇠가 된다. 그러다 뜨거운 욕조 물에 들어가면 혈관이 단번에 느슨해져서 혈압이 급강하한다. 마치 '혈압 롤러코스터'와 같다.

한편 뜨거운 물에 들어가면 몸은 수압을 받아 심장에 부담을 주고 심박수도 올라간다. 게다가 욕조에서 일어났을 때 뇌로 가는 혈액의 양이 줄어들어서 갑자기 현기증이 일어난다. 나의 외할아버지도 욕조 물에 빠져 자칫 위험할 수 있었는데, 다행히도 외할머니가 발견한 적이 있다.

욕실을 지나치게 서늘하게 하지 말고 욕조 물도 적당한 온도를 유지해서 히트 쇼크를 예방하자.

햇빛을 적당히 쬔다

햇빛은 넘쳐도, 부족해도 암을 일으킬 위험이 높아진다.

도호쿠와 기타리쿠에 대장암, 위암 환자가 많은 이유

햇빛(자외선)을 많이 쬐면 피부암에 걸릴 위험이 높아진다는 설은 잘 알려져 있다. 그런데 반대로 '햇빛을 너무 쬐지 않아도 암이 발생할 위험이 높다'고 말하는 논문도 있다.

"일사량이 적은 도호쿠東北와 기타리쿠北陸 지역에서는 대장암, 위암 등의 소화기계 암 사망률이 높고, 일사량이 많은 시코쿠四國와 규슈九州 남부 지역에서는 낮다."

이는 규슈대학이 47개 도도부현(都道府県, 일본의 행정구역으로 광역자치단체를 말한다.-옮긴이)을 대상으로 1961~1990년의 일조량과 2000년 암 사망률과의 상관관계를 조사한 결과다.

그에 앞서 미국에서 이루어진 조사에서는 '일조량이 적은 북부 지역에서는 대장암(결장암) 등의 사망률이 높다'는 것이 밝혀져서 비타민D에 대한 관심이 높아지는 계기가 되었다.

미국과 노르웨이의 합동 연구팀도 '햇빛에 대한 노출이 많은 지역에서는 전립선암, 유방암, 대장암 환자의 생존율이 높다. 비타민D가 암 예방에 좋은 효과를 발휘한다는 것을 나타낸다'고 발표했다.

'비타민D가 암 유발과 전이를 억제한다'는 가설

비타민D는 부족하면 뼈의 질병을 초래하는 비타민으로, 1920년대에 발견되었다. 칼슘의 흡수를 도와 뼈와 치아를 튼튼하게 하고 당뇨병 등의 생활습관병 예방에도 관계할 가능성이 보고되었다.

햇빛을 쬐면 피부에서 비타민D가 합성된다. 생선, 달걀, 버섯 등의 식품을 통해서도 얻을 수 있지만 햇빛을 적당히 쬐기만 해도 충분한 양이 만들어진다. 실험실 연구와 동물 실험을 통해 비타민D가 암 유발과 암 세포 증식을 억제한다는 사실 등 여러 효과가 확인되었다.

사람을 대상으로 한 조사에서는 '혈액 중 활성형 비타민D의 농도가 높을수록 대장암 위험률이 낮다'는 보고가 있다. 비타민D가 신장에서 활성화되면 암세포의 증식을 억제하고 정상세포로의 분화를 유도하거나 침윤을 억제할 가능성도 보고되었다.

전문가의 이야기를 종합하자면 '적당한' 햇빛의 양은 다음과 같다. 맑은 날에 반소매를 입었다면 그 상태 그대로, 긴소매를 입었다면 피부가 드러나도록 소매를 살짝 걷어올려서 10~20분 정도 햇빛을 쐬는 것이다. 이것만으로도 충분한 양의 비타민D를 만들어낼 수 있다. 햇볕에 타지 않을 정도(피부가 붉어지지 않을 정도)라면 피부암에 걸릴 가능성은 낮다.

자외선에 대한 부정적인 인식이 지나치게 강조되어 '젊은 여성들의 혈중 비타민D 농도가 1년 내내 낮다', '요양시설에서 생활하는 여성 고령자의 80퍼센트는 비타민D의 혈중 농도가 지나치게 낮다'는 보고도 있다. 여성은 골다공증에 걸리기 쉽기 때문에 하루 15분은 햇빛을 쐬는 것이 좋다.

비타민D를 효율적으로 섭취할 수 있는 식품에는 연어, 고등어, 꽁치 등이 있다.

근력을 키운다

암과 치매도 근력으로 예방할 수 있다.

근육은 90세부터도 늘릴 수 있다

"걸을 수 없게 된다면, 인간으로서 끝이다."

쌍둥이 자매 '킨 씨와 긴 씨' 중 언니인 킨 할머니가 입버릇처럼 하던 말이다(기네스북에 등재된 세계 최고령 쌍둥이인 나리타 킨, 가니에 긴 자매. 2000년에 107세의 나리타 킨이 먼저 사망했다. - 옮긴이). 킨 할머니가 90대에 접어들어 거의 걸을 수 없게 되자 우울 증상이 지속되었고, 응답이 느린 치매 증상도 나타났다.

킨 할머니는 이때부터 매일같이 근력 운동을 해서 건강을 회복했다. 100세의 나이에 국민적 아이돌이 되었을 때는 재치 있는 농담을 건넬 만큼 '건강' 그 자체였다(한 제약회사의 TV 광고에 나와 자기 나이를 외치며 귀엽게 웃는 모습으로 일순간에 유명인사가 되었다.-옮긴이).

'폐용증후군(운동 부족이 이어져 몸의 기능을 상실하게 되는 증상-옮긴이)'이나 '운동부족증'이라는 것이 있다. 가만히 있으면 몸도 뇌도 순식간에 쇠약해져 거동할 수 없게 되는 것이다. 그러나 움직이려는 노력을 하면 몸은 상당히 적극적으로 반응해준다.

일본 스포츠청에 따르면 적극적으로 몸을 움직이는 노인층이 증가해서 놀라울 만큼 체력이 향상되었고, 70대에도 체력 테스트 성적이 매해 상승하고 있다.

몸의 여러 기관을 움직이는 것은 근육이고 심장도 근육 덩어리이기 때문에 체력은 곧 근력이다. 근육을 단련하고 늘릴수록 체력이 붙어서 질병 예방을 기대할 수 있다.

운동할 때 근육에서 분비되는 호르몬 유사물질인 '마이오카인Myokine'에도 관심이 모아지고 있다. 덴마크 코펜하겐대학의 연구자가 발견했는데 대장암, 당뇨병 등 다양한 질병을 예방하는 데 효과가 있음이 쥐 실험으로 확인되었다.

'운동을 해서 근력이 생기면 뇌의 혈액순환이 증가해 뇌

내 신경세포도 늘어난다. 또 기억을 관장하는 해마도 커진다. 그 결과 기억력과 판단력이 높아지고 의욕이 생겨 우울증과 치매를 예방할 수 있다'는 자료도 많이 보고되었다. 근력 운동은 과학적인 증거가 있는 근사한 뇌 운동이기도 하다.

걷기와 한 발 서기로 매일 근력을 저축하자

게다가 근육을 단련하는 일은 식사나 운동법에 따라 90세부터 시작해도 효과를 볼 수 있기 때문에 충분히 도전할 만한 가치가 있다.

우리 몸의 근육 가운데 60~70퍼센트는 하체에 모여 있다. 따라서 하체를 중심으로 운동하면 되는데, 힘든 근력 운동은 필요 없다. 하체에 무리를 주는 탓에 오히려 역효과다.

가장 좋은 것은 '걷기'다. 야외에서 걸으면 시시각각 변하는 풍경, 바람, 냄새, 소리와 마주할 수 있고, 발밑이나 길, 자동차에도 신경 쓰며 비탈길과 계단을 오르내릴 수 있다. 뇌와 오감과 운동 능력, 근력의 종합 운동이 된다.

실내 운동을 한다면 테이블을 살짝 잡고 하는 가벼운 스쿼트, 한 발 서기를 1분 전후로 번갈아 반복하는 플라밍고 운동, 발끝으로 서기 등이 효과적이다.

운동 후에는 체내 단백질의 합성 능력이 높아진다. 유제품은 손쉽게 단백질을 섭취할 수 있고 흡수도 빠르기 때문에 우유, 요구르트, 치즈 등으로 에너지를 보충하는 것이 좋다.

근육은 사용하지 않으면 쉽게 줄어들기에 '매일 조금씩 저축'할 필요가 있다.

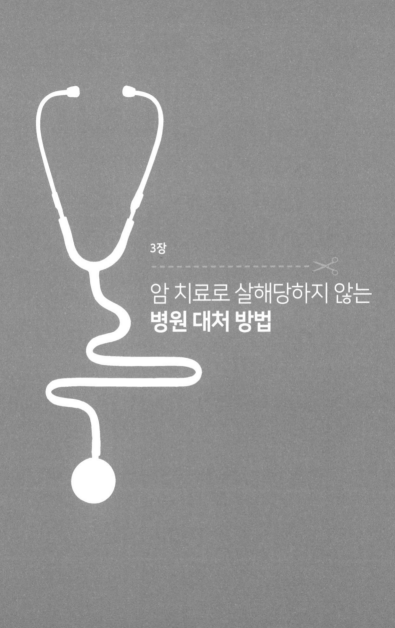

3장

암 치료로 살해당하지 않는
병원 대처 방법

습관21

검사 수치에 주눅 들지 않는다

PSA가 200을 넘어도 유사 암이다.

불확실한 '종양표지자'에 우왕좌왕

암에 걸리지 않는 가장 좋은 방법은 암 진단을 받지 않는 것이다. 만일 암 진단을 받아서 '암이 의심된다'거나 '정밀검사를 하자'는 말을 듣는다면, 그 순간 바로 잊어버리자. 잊을 수 없다고 하더라도 절대 주눅 들지 않는 게 중요하다.

남성에게 가장 많은 전립선암을 예로 들어보자. 최근 수년간 환자 수가 8만 명을 넘었다.

종양표지자의 PSA(전립선특이항원)가 기준치인 '4'를 넘으면 전립선암이 의심된다고 하는데, 이 수치가 전혀 믿을 수 없다.

PSA가 기준치를 넘어서 생체검사를 받아 전립선암을 발견한 환자 가운데 내버려두고 상황을 지켜보겠다고 말한 사람을 여럿 진찰한 바 있다.

치료하지 않고 방치한 채 정기적으로 측정하면 PSA는 조금 오르거나 떨어지면서 완만하게 상승하는 경우가 많다. 하지만 200을 넘어도 아무 일도 일어나지 않기 때문에 'PSA 검사를 통해 발견한 암은 90퍼센트 이상이 유사 암'이라는 결론에 이르렀다.

PSA는 정상인 전립선 세포에서도 분비되어 암이 아닌 전립선 비대증이나 전립선염의 경우에도 높아진다. 자전거 안장으로 인해 전립선이 자극받는 것만으로 높아지기도 한다. 그래서 PSA가 4 미만이어도 조직검사를 하면 십몇 퍼센트 비율로 전립선암이 발견된다. 거꾸로 4가 넘어도 암이 발견되는 것은 네 명에 한 명 정도다.

가장 큰 문제는 이 수치에 휘둘려서 전립선암을 발견하고 치료해도 수명이 연장되지 않는다는 것이다. 일본에서는 반대로 검진이 성행하면서 사망자 수가 증가했다.

사실 일본 후생노동성도 슬그머니 '전립선암의 대부분은

진행이 느리고 치료하지 않아도 수명이 달라지지 않는다. PSA 검사로 사망률이 감소한다는 증거는 없다'고 발표했다.

무의미한 치료가 '성기능 불능', '기저귀 생활'을 부른다

확실한 증거도 없는 PSA에 겁이 나서 수술과 항암제 치료에 돌입하면 비참해진다. 전립선을 제거할 때 옆에 얽힌 신경이 잡아 찢기듯 절단되어 대부분의 환자가 성기능 불능이 되곤 한다.

일본의 한 연예인이 전립선암 수술 이후 '기저귀 생활'을 하게 되었다고 고백한 적이 있는데, 그렇게 되면 요실금도 자주 일어난다. 한번 분리된 요도를 방광에 이을 때 연결 부분이 느슨해지기 때문이다.

항암제 치료로 일찍 사망하는 사람도 많다.

미국과 유럽에서는 PSA검사로 발견된 전립선암 환자들을 '전립선 전적술(全摘術, 수술에서 기관 또는 조직 전체를 적출하는 것-옮긴이)을 실시한 그룹'과 '진행이 보일 때까지 치료하지 않은 그룹'으로 나누어 비교실험을 진행했다. 그런데 '전립선암 사망률과 뇌졸중을 포함한 총 사망률 모두 양쪽 그룹에 차이가 없었다'는 결과가 나왔다. 미국 정부는 다양한 비교실험 결과를 토대로 모든 남성에게 'PSA검사는 권할 수 없다'고 입장을 표명한 바 있다.

　그러나 일본 정부는 무의미하다는 것을 알면서도 PSA검진을 방치하고 있다.

표준 치료를 믿지 않는다

단순히 널리 이루어질 뿐, 학술적으로 옳다는 증거는 없다.

표준 치료는 '이것저것 전부 하는' 치료

일본인은 "다른 분들은 모두 하고 있어요"라는 말에 약하다. 모두가 하는 '표준 치료'의 컨베이어 벨트에 곧바로 올라탄다. 그런데 이 '표준'은 상당히 엉터리다. 학술적으로 옳다는 증거는 없다.

일본유방암학회, 일본고혈압학회 등 전문학회가 각각 "이런 증상과 검사 수치에는 이렇게 치료하세요" 하고 제안하는데, 고혈압 판단 기준이 학회에 따라 달라서 옥신각신하는 등

영 혼란스럽다. 제약회사로부터 받는 기부금의 영향이 있는 듯하다.

암 치료는 의료 비즈니스의 기둥이다. 환자에게 가능한 한 많은 검사와 치료를 받게 해서 돈을 쓰게 해야 한다. 그래서 표준 치료는 "혹시 모르니까 이것도 저것도 전부 합시다" 하는 것이다. 수술에는 대개 항암제 치료가 따라붙는 게 그 한 예다.

학회가 표준 치료의 근거로 삼는 자료도 허점투성이다. 예를 들어 '폐암처럼 덩어리를 만드는 암에는 항암제가 효과적'이라고 말하는 해외 논문을 읽고 발견한 법칙이 있다. '전이암 치료 중 병원에 오지 않게 된 사람을 그 후에도 살아 있는 것으로 한다'는 법칙이다.

즉 ①항암제를 사용한 그룹은 많은 수의 사람들이 도중에 소식불명이 되는데 그 경우에도 살아 있는 것으로 한다. ② 항암제를 사용하지 않는 그룹에는 소식불명인 사람이 적은데 그 결과 끝까지 조사해서 사망을 확인한 사람도 많다.

전이암은 목숨을 빼앗기 때문에 '소식불명인 사람은 그 후 사망한 걸로 한다'로 조건으로 통일하면 내가 읽은 논문 전부에서 '항암제 치료를 하든, 하지 않든 생존율은 변하지 않는다'는 사실이 드러남을 알 수 있다.

'치료해도 힘들 뿐일 텐데'라고 생각해도 의사는 그 사실을 환자에게 말할 수 없다

나는 '눈앞에 있는 환자가 어떻게 하면 가장 고통받지 않고 안전하게 오래 살 수 있을까'에 관해 깊이 연구해왔다. 이것이 '유사 암 이론'의 대전제다. 나는 암의 종류와 진행 정도에 따라 이렇게 세심하게 대처법을 생각한 의사는 많지 않을 거라고 자부한다.

세컨드 오피니언 외래를 찾는 환자에게 나는 "암 절제 수술은 후유증이 크고, 몸에 메스를 대면 암이 기승한다. 그만두는 게 좋다", "항암제는 듣지 않는다"고 말한다. 이 내용을 그대로 일반 병원에서 전한다면 치료를 바라는 환자가 크게 줄어서 병원을 유지할 수 없게 될 것이다.

그래서 의사는 '이 수술을 해도 환자는 여전히 고통받을 뿐이다', '이렇게 항암제를 사용하면 금방 죽을지도 모른다'고 생각해도 아무 말도 하지 않을뿐더러 할 수도 없다. 그 결과 많은 환자가 수술 후유증과 항암제 독성으로 고통을 받아 암이 아니라 암의 표준 치료 때문에 목숨을 잃는다.

암이 무서운 게 아니라 암 치료가 무섭다.

암을 잘라내지 않는다

자르면 난폭해진다. 잘라도 재발한다. 자르면 체력도 약해진다.

큰 위험을 무릅쓰고 수술하는 이점은?

"그렇게 건강했던 사람이 수술하고 순식간에 죽어버렸다"는 이야기는 '또 그런 일이 생겼구나' 하는 생각이 들 만큼 자주 듣곤 한다.

몸에 메스를 대는 것은 큰 상처를 남기는 일이다. 마취 사고, 대출혈이나 집도 실수, 후유증의 통증과 마비 등 위험은 셀 수 없을 만큼 많고 시간과 돈, 그리고 생활의 질적인 측면에서 입는 손실도 크다. 그런 위험을 무릅쓰면서 수술하는 이

점이 있을까? 과연 연명에 도움이 될까? 이 부분을 잘 생각해야 한다.

일본인은 의사도 환자도 수술을 좋아한다. '서구인에 비해 날씬하고 지방이 적어서 수술하기에 적합하다. 수술로 죽는 사람도 적었다'는 것이 그 이유다. 역사적으로 특히 '암은 외과 수술'이라는 풍조가 뿌리 깊다.

예를 들어 가부키 배우 나카무라 간자부로中村勘三郎는 식도암 수술을 받고 4개월 후 오연성 폐렴(타액과 음식물 등이 기도로 잘못 넘어가 발생한다.-옮긴이)에 의한 호흡부전으로 사망했다. 식도를 전부 잘라내고 위를 끌어올려 연결하는 대수술로 음식물을 삼키는 기능이 쇠약해진 것이 원인이었다.

그런데 사실 식도암이나 위암처럼 덩어리를 만드는 '고형암'의 경우 절제수술을 하면 수명이 연장된다는 증거는 하나도 없다.

지금 그 암을 잘라내도 수명이 줄어들 뿐이다

반면에 식도암을 수술하지 않고 상황을 지켜보거나 방사선 치료를 해서 10년 이상 살아 있는 환자를 나는 여러 명 알고 있다. 수술과 방사선 치료를 비교한 해외 추적조사에 따르면 생존율은 똑같거나 방사선 치료 쪽이 더 높다.

고인이 된 만담가 다테가와 단시立川談志가 걸린 후두암도 서구에서는 방사선 치료가 주류인데, 일본에서는 조금만 진행된 상태여도 잘라낸다. 목에 구멍을 내는 탓에 환자는 목소리가 나오지 않게 되는데도 말이다. 자궁경부암, 설암, 방광암, 앞에서 말한 식도암……. 전부 서구에서는 방사선 치료가 당연한데 일본에서는 수술을 권한다.

수술하면 전이하기 쉽다는 것은 의학계에서는 옛날부터 지적되던 내용이다. 그 원인은 크게 두 가지다.

하나는 처음 발생한 병소病巢의 암세포가 전이된 곳의 암세포의 증대를 억제하는 물질을 분비하기 때문이다. 그래서 처음 발생한 병소의 암을 수술로 제거하면 통제가 되지 않아 전이암의 증대 속도가 올라가고 전이가 발견되는 것도 빨라진다.

다른 하나는 메스로 절개한 상처에 암세포가 몰려와서 암이 기승하게 되기 때문이다. 즉 '증대와 전이 속도를 앞당길' 위험이 높아진다.

종종 '암을 전부 제거했다'고 발표한 유명인이 금세 또 재발 소식을 알리는 경우가 있다. 전이성 암에서는 혈액 중에 암세포가 떠 있어서 수술로 혈관이 찢어지면 암세포가 흘러나와 손상된 조직에 착상하기 때문이다. 또 메스로 상처를 입은 부분에서는 백혈구 등에서 정상 조직의 복원을 활발히 하는 물질이 분비되어, 그 물질이 암도 성장시키게 된다.

결국 지금 거기에 있는 암을 제거하더라도 수명은 줄어들 뿐이다.

의사가 하라는 대로 하지 않는다

함부로 목숨을 맡기지 말고
치료를 하지 않을지, 중단할지 검토하자.

죽기 전에 '치료를 거부해야 했다'고 후회하지 말자

죽음을 앞두고 '수술하면 낫는지 주치의에게 제대로 물어
봤어야 했다', '항암제 치료를 거부할 걸 그랬다' 하고 후회하
는 사람이 너무 많다. 그런데 항암제 치료를 '그만둔 것'을 후
회한 사람은 한 명도 본 적이 없다. 경험 많은 호스피스 의사
오노데라 도키오小野寺時夫가 한 말이다.

의사가 하라는 대로 하며 함부로 목숨을 맡기는 것은 매우
위험하다. '진료는 의사에게 맡겨야 한다'든가 '전문가니까

가장 좋은 치료법을 알 것이다' 하고 느긋한 태도를 취해서는 절대 안 된다.

의대에서는 치료를 '한다'는 것만 가르친다. '할 수 있는 것은 무엇이든 한다'는 것이 의사의 정의正義다. '치료하지 않는다', '되돌린다', '그만둔다'는 것은 그들에게 곧 '패배'를 의미한다.

또 의료도 비즈니스라서 치료해야 이익이다. 의사는 "상황을 지켜봅시다"라는 말은 잘 하지 않는다. 그 결과 무의미한 치료로 몸이 망가져 죽음에 이르는 환자가 얼마나 많은가.

보도되는 암 수술 사고사는 빙산의 일각

특히 대학병원에서는 터무니없는 의료 사고가 자주 일어난다. 군마대학 의학부 부속병원에서 간장 절제수술을 받은 암 환자 8명이 사망한 사건이 있다. 전부 한 명의 외과의사가 집도했다는 점이 밝혀졌다. 이것은 빙산의 일각이다.

의료 사고가 일어나는 원인 중엔 먼저 '의사의 능력 부족'이라는 개인의 문제가 있다. 그리고 '의사의 능력이나 치료를 확인하고 관리하는 기관이 없다'는 조직의 문제가 있다.

대학병원에는 젊은 수련의나 연구에 내몰려 현장 경험이 적은 의사가 많다. 한편 수술 등의 치료 건수가 많을수록 학회 내에서의 지위가 올라가고 병원 홍보도 된다. 그래서 터무니없는 치료가 횡행하기 쉽다. 대부분의 외과의는 실력이 미숙해도 위험률이 높은 어려운 수술에 도전하고 싶어 한다.

미국은 의료 행위자에 대한 능력 확인이 엄격해서 의사 면허는 주州별로 관리되고 무언가 문제가 생기면 각 주의 위원회가 조사·처분한다. 의사 면허는 2~3년마다 갱신해야 하는데 박탈되는 경우도 많다.

그러나 일본은 '영구 면허'다. 의사가 실수로 사고를 반복해도 별다른 처벌이 없기 때문에 연이어 의료 사고를 일으키는 '상습 문제 의사'가 방임되고 있다.

그럼에도 불구하고 치료를 선택했다면 이전의 고통에 비해 지금은 편해졌는지 혹은 치료 과정이 힘들더라도 궁극적으로는 편해지는 것이 확실한지를 기준으로 생각하자. 가령 장기를 잘라낼지 남길지가 고민이라면, 가장 쉬운 방법은 현상을 유지하는 것이다. 즉 '잘라내지 않는다'는 선택지를 고를 수 있다. 그렇게 하는 편이 연명으로 이어질 가능성이 높아진다.

이점을 실감할 수 없는데도 치료를 계속하는 것은 자살행

위다. 몸은 자신의 것이며, 치료를 어떻게 하는가도 개인의 자유다. 퇴원하고 싶은데 의사가 허락해주지 않는다면, 마지막 수단은 하나밖에 없다. 병원에서 몰래 도망치는 것이다.

치료를 '하지 않는다', '중단한다'는 선택지를 늘 염두에 두고 자신의 목숨은 스스로 지키자.

의사의 으름장에 겁먹지 않는다

의사는 환자의 불안을 부채질해서 치료에 끌어들인다.

'치료하지 않으면 큰일 난다'가 의사의 입버릇

"최근 이런 증상이 신경 쓰이지 않으십니까? 그렇다면 ○○병일지도 모릅니다."

건강한 사람의 불안을 부채질해서 치료에 끌어들이는 광고가 세상에 넘쳐난다. '의료는 공갈 사업이구나' 하는 생각이 든다.

암은 목숨과 관계되는 병이라서 으름장도 과격하다. '치료하지 않으면 큰일 난다', '수술하지 않으면 장폐색으로 대굴 대굴 뒹굴 만큼 아프다', '항암제로 없애지 않으면 암이 폭발적으로 늘어난다' 등등. 한 환자는 주치의에게 "치료를 그만두겠다"고 했더니 "묘를 준비해두라"는 말을 들었다고 한다.

의사의 으름장에 지레 겁먹지 않고 후회하지 않을 의료진을 찾으려면 나름대로 폭넓게 정보를 수집하고 자신의 머리로 생각해 스스로 판단할 수 있어야 한다. 병원에서 살해당하지 않기 위한 7가지 매뉴얼을 정리했다.

병원에서 살해당하지 않기 위한 7가지 매뉴얼

①치료의 부정적인 면까지 포함해 스스로 부지런히 폭넓은 정보를 수집한다.

지금은 마음만 먹으면 책, 신문, 잡지, 도서관, 인터넷 등에서 얼마든지 정보를 찾을 수 있는 시대다. 인터넷에서는 병명과 함께 '후유증', '부작용', '피해', '방치' 등의 키워드도 검색할 수 있다. TV 프로그램은 광고주나 국가의 의향이 크게 작용하기 때문에 믿을 수 없다.

②인사하지 않는 의사, 환자의 얼굴을 보지 않는 의사, 깔보는

의사로부터 도망친다.

대개의 질병은 환자의 얼굴색과 표정을 보고 문진(본인과 가족의 병력, 지금 어디가 아프고 불편한지, 병의 경과와 상황 등을 묻는다)을 한 후 몸을 진찰하면 그만큼 정답에 접근할 수 있다. 인사하지 않고, 눈도 맞추지 않고, 환자를 깔보는 행동은 전부 '의사 자격 실격'에 해당한다.

③갑자기 다섯 종류 이상의 약을 처방하는 의사로부터 도망친다.

몸에게 약은 이물질이다. 종류가 늘어날수록 예측할 수 없는 부작용의 위험도 높아진다.

④의사의 유도에 말려들지 말고, 설명을 곧이곧대로 믿지 않는다.

조금이라도 의문을 느끼면 "시간을 주세요" 하고 돌아왔다가 다시 간다.

⑤의사에게는 꺼리지 말고 질문한다.

설명 내용이 이해가 안 될 때는 망설이지 말고 이해가 안 된다고 말한다.

⑥**수술 후유증, 약의 부작용, 치료 후 생존율과 그 근거를 자세히 묻는다.**

가령 항암제를 권유하면 효과에 대해서 어떤 자료가 있고 부작용은 어떤지 근거를 묻는다. 그 대답을 통해 의사의 지식과 경험과 인품을 알 수 있다.

⑦**여러 의사의 소견을 듣되, 검사 자료와 엑스선, CT 영상은 환자의 것이므로 당당히 요구한다.**

진료과와 치료 방향성이 다른 의사를 선택해 다양한 시점에서 치료의 이점과 단점을 확인한다.

사전에 제대로 자료를 조사해서 의사가 겁을 주어도 의연히 맞서자. 자기 몸의 목소리도 잘 들어서 치료를 '하지 않는다', '중단한다'는 선택지까지 포함해 검토하자.

시한부라는 말에 휘둘리지 않는다

갑자기 '앞으로 남은 시간'을 말하는 의사는 거짓말쟁이다.

'치료하지 않으면 어떻게 될지' 의사 대부분은 모른다

"췌장암이라서 수술하지 않으면 3개월밖에 못 산다."

"위암이 상당히 진행된 상태라 수술은 무리다. 항암제 치료를 하지 않으면 남은 시간은 1년이다."

의사로부터 갑자기 시한부 판정을 들으면 "거짓말!"이라 말하고 도망치자. 암을 치료하지 않으면 어떻게 되는지 제대로 지켜본 적이 있는 의사는 거의 없기 때문이다.

게다가 암이 자라는 속도와 남은 시간을 파악하려면 최소

3개월간의 관찰이 필요하다. 암이 사람을 죽이는 것은 폐, 식도, 간장, 뇌 등에서 덩어리가 커져 호흡, 식사, 해독 같은 생명 유지 기능을 멎게 했을 때다.

암 자신이 독소를 내뿜거나 아픈 것은 아니다. 예컨대 유방암은 덩어리가 자라 피부를 찢어 직경 20센티미터가 넘어도 전이가 없으면 환자는 활발하고 생기 있게 살아갈 수 있다. 유방암으로 목숨을 잃었다면 거의 100퍼센트 암이 폐로 전이되었기 때문이다.

'앞으로 얼마나 살 수 있을까'를 아는 방법

'앞으로 몇 년이나 살 수 있을까'를 궁금해하는 암 환자의 절실한 마음을 이해하기 때문에 나의 여명餘命 진단에 대해 이야기하겠다.

가령 대장암이라면 건실한 의사가 시한부 판정을 하는 것은 대개 암이 간으로 전이되었을 때다. 간은 영양을 에너지로 바꾸고 독을 열심히 제거한다. 암의 덩어리가 커져서 간 부피의 80~90퍼센트를 차지하면 간은 몸을 조절할 수 없게 되고 환자는 사망에 이른다.

반면에 전이된 암의 수와 커지는 속도는 다양하다. 체내에 생긴 한 개의 암이 검사로 발견 가능한 1센티미터 전후로 자랄 때까지는 5~20년이 걸리고 그동안 암 세포는 10억 개 전후로 늘어난다. 그래서 수개월 동안 덩어리 크기의 변화를 측정하면 '간의 80퍼센트를 암이 차지하는 것이 언제쯤일지' 알 수 있다. 이 과정을 거치지 않고 곧바로 남은 시간을 판정하는 의사는 거짓말쟁이다.

치료하지 않으면 대개의 암은 의외로 느긋하게 진행된다. 내 환자 중에는 '악성도가 높다'는 경성 위암과 췌장암이었어도 초진 때 자각증상이 없었으면 3~10년 가까이 산 사람이 여럿 있다.

가령 전신에 암이 전이해도 거동을 못 해 누워 지내지만 않으면 생존 기간의 폭은 매우 넓어서 하늘만이 예측할 수 있다. 그래서 내가 환자에게 여명을 말할 때는 '재발했지만 대체적으로 건강한 것 같으니 3개월 안에 사망할 일은 없다', '자료를 보면 반년 안에 사망하는 분도 있지만 치료하지 않으면 5년, 10년 사는 분도 적지 않으니 이쪽을 목표로 하자', '치료를 거부해서 그 후 몇 년간 건강한 사람을 여럿 알고 있다. 당신도 부디 장수 기록을 만들어달라' 등의 표현을 선택한다. 여명의 폭은 정말 매우 넓다.

그러니까 시한부 판정은 잊어버리고 암에게 '천천히 가자'고 말을 걸자. 그간 하고 싶었던 일이나 꿈을 하나씩 실현해 나가는 시간으로 삼는 것이다.

항암제에 손대지 않는다

암은 낫지 않는다. 생존 기간도 늘어나지 않는다.

'항암제가 고령자의 수명을 단축시킨다'는 것은 국가도 인정한 사실이다

'항암제抗癌劑라고 할 정도니까 조금은 암의 증식을 막거나 암세포를 죽이겠지', '아무것도 하지 않는 것보다는 효과가 있겠지', '지금은 좋은 항암제가 많다고 의사도 말하니까' 등 항암제를 쓰면 암이 나을 가능성이 있다고 믿는 사람이 매우 많다.

그러나 '항암제는 고령자의 수명을 단축시킨다'고 국가가 이미 자백했다. 일본 후생노동성과 국립암연구센터 등의 공동 연구가 그 근거다.

2007년부터 2008년까지 일본 국립암연구센터 중앙병원에서 진료를 받은 70세 이상의 암 환자 약 1천 500명을 추적조사했더니 '폐암, 대장암, 유방암 말기 환자는 항암제 치료를 한 사람이나 하지 않은 사람이나 생존율이 다르지 않았다', '폐암으로 40개월 이상 생존했던 사람은 항암제 치료를 하지 않은 환자뿐이다. 75세 이상 중에서 10개월 이상 생존한 환자는 항암제를 사용하지 않은 경우가 많았다'는 사실이 밝혀졌다.

그렇다면 젊을 때는 항암제를 사용하는 것이 이익일까? 안타깝지만 대답은 '그렇지 않다'이다.

유방암에 항암제는 효과가 없다

옛날부터 '유방암에는 항암제가 잘 든다'고 했다. 그렇다면 과연 얼마나 연명 효과가 있다는 걸까? 이를 알아보기 위해 유럽 9개국 112개 병원이 협력해서 유방암 수술을 받은 환자 7천 명을 모아 역사상 유례없는 비교실험을 진행한 바 있다.

　장기 전이가 발생하기 쉬운 고위험군 환자를 '재발 예방을 위한 항암제 투여(보조화학요법)를 하는 그룹'과 '항암제 투여를 하지 않는 그룹'으로 나누어 9년간 추적한 끝에 '생존율은 다르지 않다', '전이가 나타난 비율도 똑같다'는 결과를 얻었다.

　일본에서는 연간 5만 명 이상의 유방암 환자가 이렇듯 전혀 효과가 없는 보조화학요법을 수술 후 '혹시 모르니까' 받아들인다.

　이 밖에도 '효과가 없다'고 말하는 자료가 산처럼 쌓여 있는데도 의사들은 모르는 척한다. '이 항암제는 당신에게 맞지 않으니까 다음에는 이것으로' 하는 식으로 유방암 환자 한 명에게 열 종류가 넘는 항암제를 차례로 투여하기도 한다. 여성은 몸도 마음도 강해서 끝까지 견뎌내기 때문에 무의미한 치료의 피해를 입기 쉽다.

　고형암에 대해 항암제는 연명 효과조차 없는데도 검진에서 발견된 암에 항암제가 바로 사용되곤 한다. 그 부작용은 무시무시해서, 많은 암의 표준 치료에 포함되어 있는 항암제인 '도세탁셀'의 부작용만 해도 백혈구 감소 등의 골수억제(면역력 저하)를 비롯해 혈압 저하 등의 쇼크 증상, 황달, 간부전, 급성신부전, 간질성 폐렴, 심부전, 위장출혈 등 말하자면 끝이 없다.

　그래서 항암제 치료를 받으면 건강한 사람도 심장, 폐, 골수, 신장 등의 기능이 떨어져서 급사할 수 있다. 일본 작가 와타나베 준이치와 프로 장기 기사 요네나가 구니오는 도세탁셀의 독성으로 사망했고, 예능 리포터 나시모토 마사루梨元勝, 피아니스트 나카무라 히로코中村紘子 등 많은 유명인도 항암제로 급사했다.

'기적의 신약'을 믿지 않는다

암에 특효약은 없으니, 사용 전 평판에 속지 말자.

'기대받던 신약' 옵디보의 안타까운 진실

면역 항암제 니볼루맙(Nivolumab, 상품명은 '옵디보opdivo')의 폐암 효능은 여타 항암제와 다르지 않거나 그 이하다. 일본 매스컴은 거의 전하지 않는데, 기대를 받던 신약에 대해 '아, 역시' 하고 세계를 실망시킨 논문이 세계적인 의학 저널 《뉴 잉글랜드 저널 오브 메디슨NEJM》에 실렸다.

옵디보는 '면역 체크포인트 저해제'라는 새로운 유형의 암 치료제다. '환자 자신의 암세포를 공격하는 면역 기능을 높이는 기적의 신약'으로 대대적으로 홍보되며 일본에서는 1년에 최대 3억 원 이상이 드는 '보험 재정을 위협하는 고가의 약'으로 화제가 되었다.

암의 진행을 막고 재발과 전이를 방지하는 것은 물론 암을 예방할 수도 있다, 부작용은 적다…… 전문가들은 '옵디보의 등장으로 폐암 치료가 바뀐다', '10년 후 암은 더 이상 불치병이 아니다', '면역 혁명이다'라고 입을 모아 칭찬했다.

'면역 시스템 폭주'의 공포

그런데 진행 폐암 환자의 비교실험에서 옵디보나 항암제나 생존율은 거의 같았다. 게다가 처음 수개월은 항암제보다 옵디보를 투여한 그룹이 더 많이 사망했다. '면역 시스템 폭주' 때문이다.

면역 체크포인트 저해제는 '면역세포가 정상세포를 적으로 착각하지 않기 위한 브레이크'를 풀기 때문에 면역세포가 정상세포도 마구 죽여버린다. 그래서 환자가 간질성 폐렴, 극증형(劇症型, catastrophic) 1형 당뇨병으로 급사할 위험률이 상당히 높다.

그렇다면 애초에 옵디보는 어떻게 승인을 받을 수 있었을까? '효과가 있다'고 말한 비교실험은 과거에 항암제 치료를 받았던 환자가 그 대상이었다.

옵디보를 사용하지 않은 사람들은 독성이 강한 항암제를 계속 사용해왔기 때문에 수명이 단축되었고, 그로 인해 옵디보를 사용한 사람들이 연명 효과가 있는 것처럼 보인 것이라고 나는 생각한다.

효과에 대한 근거가 흔들리면서 어느 면역학자는 '옵디보 등의 면역 체크포인트 저해제는 면역 시스템을 파괴하는 매우 위험한 약'이라는 의견도 냈다. 그런데도 후생노동성은 신장암과 위암에도 보험 적용을 확대했다. 옵디보의 가격은 절반으로 인하된 지금도 100밀리그램에 365만 원 정도 된다. 1년이면 1억 5천만 원이 넘는다. 널리 사용될수록 병원과 제약회사에게는 큰 벌이가 되는 한편, 부작용으로 사망하는 환자가 양산된다.

폐암에 대한 '기적의 신약'이라고 하니까 생각나는 것이 분자 표적 치료제인 '이레사Iressa'다. 후생노동성은 이례적인 속도로 앞장서서 이레사를 승인한 후 '암세포를 집중적으로 공격해 효과가 높고, 부작용이 적은 획기적인 신약'이라 선전했다.

그러나 '암은 극적으로 작아졌지만 간질성 폐렴으로 급사'하는 비극이 속출하면서 판매가 시작된 지 반년 만에 180명, 2년 반 만에 557명이 부작용으로 사망했다.

인생을 즐긴다

몸이 움직이는 한 평소처럼 생활한다.

말기 암이어도 '암 뒤에 숨지 않는' 삶

'회사 건강검진에서 암이 발견되어 휴직했다', '암에 걸린 후 취미인 등산도 그만두었다'…….

암으로 진단받은 환자는 스스로 삶의 범위를 좁혀버린다.

"암 뒤에 숨지 마세요."

일본의 프리랜서 아나운서 고바야시 마오小林麻央는 유방암 전이로 큰 충격을 받았을 때 주치의가 건넨 이 한마디에 용기를 얻어 블로그에 글을 올리기 시작했다.

나의 환자들 중에도 많은 이들이 암 뒤에 숨지 않고 씩씩하게 자신의 삶을 살아가고 있다.

직경 25센티미터의 난소암과 암성복막염癌性腹膜炎을 치료하지 않고 복수만 빼내면서 3년 이상 건강하게 육아와 일을 계속하는 40대 여성. 진행이 빠르다는 경성 위암을 방치하고 회사 경영을 속행해 9년째에 식사량이 줄었지만 해외여행을 즐기고 초진 이후 10년 가까이 살다가 72세에 사망한 남성. 유방암 진단을 받은 지 17년째지만 도중에 암이 커져서 피부가 찢어져도 치료하지 않고 일과 취미인 댄스를 계속하는 의사…….

게이오대학병원 시절부터 진료했던 환자 중에는 전신에 암이 전이되고 20년 가까이 지났어도 혼자 걸어서 상담을 받으러 오는 분도 있다. 수만 명의 환자를 진찰해온 나는 암 진단을 받아도 '병자가 되지 않는 것'이 중요하다는 사실을 새삼 느낀다.

좋은 본보기가 된 이가 배우 오가타 겐緒形拳이다. 간암 수술도, 항암제 치료도 '일을 할 수 없게 된다'는 이유로 거부한 채 드라마 촬영을 끝냈고 종방연까지 참석하고 나서 수일 후에 사망했다.

혼자서도 즐겁고 자유롭게 살면 편하게 죽을 수 있다

"무리한 암 치료를 하지 않고 자신이 좋아하는 대로 살면, 마지막까지 거동도 자유롭고 이야기도 나눌 수 있지요. 그러다 편안히 숨을 거두는 사람이 매우 많습니다."

완화 케어 만다 진료소의 의사 만다 료헤이萬田緣平가 한 말이다. 그야말로 이상적인 자연사(노쇠사)다. 그가 암 치료를 중단하고 집으로 돌아간 환자들을 찍은 사진들을 보면 사망하기 전날 침대에서 가족들에게 둘러싸여 손가락으로 승리의 브이 자를 표시하는 등 모두 죽음 직전에도 밝고 명랑하게 웃고 있었다.

가족이 없다? 걱정하지 않아도 된다. 도쿄 23구는 오래전부터 '두 집 중 한 집이 1인 가구'인 시대를 맞았는데, 사실 금붕어도, 동물원의 원숭이도 혼자 사는 편이 스트레스가 적어서 오래 산다고 한다.

인간도 마찬가지다. 의사 쓰지가와 사토시辻川覚志가 오사카大阪 부 가도마門眞 시에 사는 60세 이상의 시민 1천 명을 대상으로 실시한 설문조사에서 '가족과 함께 사는 사람보다 혼자 사는 사람이 생활에 더 만족한다'는 결과가 나왔다.

만다도 "혼자 사는 사람은 매사 스스로 하는 습관이 생겼기 때문에 재택 완화 케어를 적절히 이용해 집에서 편히 숨을 거두는 경우가 많다"고 말했다.

암에 얽매이지 말고 한 번뿐인 인생, 나답게 살자.

자연사를 목표로 한다

가장 자연스럽고 편안한 마지막

자연사가 크게 늘고 있다

최근 10년간 꾸준히 늘고 있는 일본인의 사망 원인은 무엇일까? 바로 병명이 붙지 않는 노쇠사, 즉 '자연사'이다.

2016년 자연사는 9만 2천 759명(전체 사망자의 7.1퍼센트)으로, 2015년보다 8천 명 가까이 늘어서 암 사망 증가율의 3배가 넘는다. 일본인의 사망 원인 순위에서 자연사는 ①암, ②심장병, ③폐렴, ④뇌졸중에 이어 5위인데, 곧 3위 안에 들어갈 태세다.

호스피스 의료에 종사하는 의사나 간호사의 말을 들으면 '죽음을 맞는 방법'에 대한 일본인의 생각이 크게 바뀌고 있는 듯하다. 이전에는 집에서든 노인 홈에서든 '마지막은 병원에서' 맞기를 바라는 고령자와 가족이 다수파였다.

그런데 최근 10년 사이 '힘든 치료로 누워 지내는 시간을 늘리기보다 가능한 한 좋아하는 일을 하며 자연스럽게 죽고 싶다', '마지막까지 있던 곳(집, 노인 홈)에서 지내고 싶다'고 바라는 사람이 크게 늘었다고 한다.

■ 자연사가 급증한다

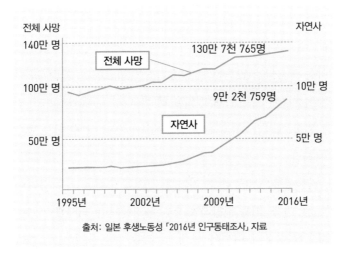

출처: 일본 후생노동성 「2016년 인구동태조사」 자료

여러 설문조사에서도 '연명 치료를 바라지 않는다'는 사람이 90퍼센트 전후인 경우가 많다. 노쇠사는 곧 '자연사'이며 가장 편하게 인생을 마무리하는 방법이기 때문에 이런 경향은 바람직하다.

자택에서 잠자듯이 눈을 감다

자연사의 꿈을 이루려면 '병명'을 남기지 말아야 한다. 지금까지 나눈 내용의 복습을 겸해 거듭 말하는데, 어지간히 아프지 않은 한 '의사에게 가지 않는다', '검사를 받지 않는다'는 생각이 중요하다.

만일 병이 발견되었어도 가능한 한 '치료를 받지 않는다', '약을 복용하지 않는다'는 마음가짐이 필요하다. 가령 '암'이라면 통증과 호흡 곤란이 있을 때 비로소 그것을 누그러뜨리는 완화 케어만 하는 것이 가장 편하게 오래 살 수 있는 방법이다.

일상생활은 가능한 한 자기 힘으로 하고 몸을 자주 움직이자. 몸, 마음, 뇌를 건강하게 오래 유지하려면 '의사를 가까이하지 않는 것'에 더해서 '하체, 입, 뇌를 자주 움직이고', '좋아하는 일을 하면서 누군가에게 도움을 주는 것'이 가장 좋다. 채소 키우기, 뜨개질, 지역 봉사활동 등 무엇이든 좋다. 평생 지속할 수 있는 일이 있으면 몸, 마음, 뇌가 균형 있게 나이 들어갈 것이다.

106세를 앞두고 사망한 의사 히노하라 시게아키日野原重明가 좋은 본보기다. 현역 의사로서 사망하기 전까지 진찰과 강연, 신문 칼럼 집필을 했고 몸이 쇠약해도 집에서 지냈다.

의사의 왕진을 받으며 링거나 위루술(배에 구멍을 내 위장으로 직접 유동식을 공급하는 시술-옮긴이), 인공호흡기 등의 연명 치료는 거부했다. 마지막 한 달 동안 먹은 것은 아이스크림 정도로, 말을 걸어도 서서히 반응하지 않게 되었다. 고통을 호소하지 않고 잠자듯이 눈을 감았다고 한다.

사인은 '호흡부전'으로 발표되었는데, 죽을 때는 모두 숨을 멈추기 때문에 경과를 보건대 매우 편안한 자연사다.

편안히 졸다가 저세상으로 떠나다

연명 치료를 하지 않으면 아무것도 삼킬 수 없게 되면서부터 차츰 의식이 희미해지고 대개 1~2주일 안에 사망에 이른다.

건강한 사람이 먹고 싶은 음식을 먹지 못해서 죽는 '아사餓死'는 비참한 일이지만, 몸이 죽을 때를 맞이해 쇠약해져서 먹거나 마시려 해도 무리일 때는 히노하라가 고통스러워하지 않았듯이 평온히 숨을 거둘 수 있다.

앞서 소개한 노인 홈 의사인 나카무라 진이치는 "기아 상태에서는 뇌 내에 모르핀 상태의 물질이 분비되어 기분이 좋아지고 탈수에 의해 혈액이 졸아들어 의식이 희미해진다. 호흡이 나빠져서 산소 부족 상태가 되면 탄산가스가 쌓이는데 이것 역시 마약 작용이 있다. 즉 죽음은 기분 좋게 깜빡 조는 사이에 이루어지는 이 세상에서 저세상으로의 이행이다. 본래 이러한 자연의 구조가 갖춰져 있다"고 했다. 지극히 타당한 말이다.

사람은 모두 '죽음'이라는 목적지를 향해 나아가는 연약한 존재다. 그 최종 목적지는 멀리 있지 않다. 어느 날 갑자기 바로 눈앞에 다가올지도 모른다. 누가 먼저 갈지도 알 수 없다. 그래서 숨 쉬고 있는 지금이 아름답다.

오늘 하루를 소중히 살자. 그리고 자신에게, 가족에게 인생의 마지막이 어떤 모습일 때 행복할지 건강할 때부터 미리 생각해두자.

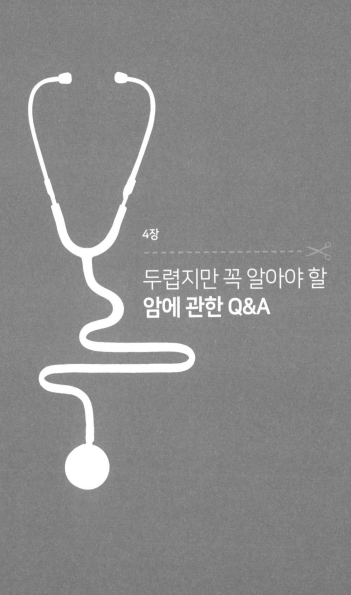

4장

두렵지만 꼭 알아야 할
암에 관한 Q&A

Q1

탄 음식을 먹으면
암에 걸릴까?

소량 섭취는 큰 문제없다.

탄 음식에는 미량이지만 발암물질이 들어 있다. 실제로 쥐에게 불에 탄 음식 성분을 먹여서 위암을 발생하게 하는 데 성공한 실험이 있다. 그러나 이때의 양은 인간이라면 불에 탄 음식을 밥공기로 하나 가득, 수십 년간 먹은 양에 해당한다.

발암물질은 세포의 유전자를 다치게 한다. 산소와 햇빛과 우주에서 오는 방사선도 유전자를 다치게 해서 '변이유전자'를 만들어내므로 일종의 발암물질이다. 이 부분이 신경 쓰인다면 호흡하지 말고 햇빛이 닿는 곳도 피해야 한다. 사람은 살아가면서 발암의 가능성을 쌓아가는데, 그것은 어쩔 수 없다.

그런데 항암제는 최고의 발암물질이다. 항암제 치료를 하지 않는다는 선택을 하면 암 발생 위험이 상승하는 현상을 막을 수 있다.

그러나 음식을 먹지 않을 수는 없다. 세밀하게 분석하면 어떤 식재료건 미량의 발암물질이 포함되어 있을 것이다. 다만 특정 식재료에 특히 많이 포함되어 있을 수 있으므로 특정 식재료만을 섭취하는 것은 위험하다.

암 발병률을 가능한 한 줄이려면 식재료의 종류를 늘려서 위험을 분산시켜야 한다.

A1 쥐에게 불에 탄 음식 성분을 먹여서 위암을 일으키는 데 성공한 실험이 있다. 그러나 이때의 양은 인간이라면 불에 탄 음식을 밥공기로 하나 가득, 수십 년간 먹은 양에 해당한다.

된장과 낫토는
암 예방에 효과가 있을까?

건강수명에는 도움이 된다.

그럴 가능성이 전혀 없지는 않다. 그러나 만일 실제로 암 발생을 막을 수 있었다면 된장과 낫토의 성분보다도 된장과 낫토를 먹는 균형 잡힌 식생활 덕분일 것이다.

식품에 들어 있는 미량의 발암물질뿐 아니라 산소, 햇빛 등이 몸에 들어온 경우, 만일 그것들이 유전자를 다치게 하는 것을 막을 수 있다면 암 발병률을 줄일 수 있다. 그러나 효과적이거나 무해한 방법은 알려져 있지 않다.

가령 어떤 비타민의 '항산화물질'은 유전자가 산소에 의해 다치는 것을 막아서 암 예방이 된다고 하는데, 산화작용은 인간이 살아가는 데 필수다. 만일 정말로 산화작용을 차단하면 사람은 죽어버릴 것이다.

제2차 세계대전이 끝나고 가난에서 벗어난 직후 한동안 일본인의 식생활은 세계에서 가장 건강했다. 그 시기에 많이 섭취한 된장과 낫토 등의 콩 제품은 식물성 단백질원, 발효식품으로 뛰어난 식재료였다.

동물성 단백질 섭취가 늘고 있는 현대인이 된장과 낫토를 먹는 습관을 되찾는다면 암 발생이 줄어들지 여부는 알 수 없지만, 건강수명이 늘어날 가능성은 높다.

> **A2** 암 발생이 줄어들지 여부는 알 수 없지만, 건강수명이 늘어날 가능성은 높다.

특정 음식을 먹으면
'암이 사라지는' 일이 가능할까?

그런 일은 있을 수 없다.

암은 유전자가 다쳐서 변이해 생기는, 한마디로 유전자의 병이다. 다만 감염증 같은 병과 달리 암은 나을 수 없다. 유전자는 한번 변이하면, 즉 DNA를 구성하는 분자의 배열이 바뀌어버리면 그것을 원래 상태로 돌릴 수 없다. 유전자의 변화는 항상 일방통행으로, 되돌아갈 수도 없고 되돌아가게 할 수도 없다.

따라서 특정 식재료에 들어 있는 것이 무엇이든 변이한 유전자를 이전으로 돌릴 수는 없으며, 암이 작아지거나 사라지는 일 역시 있을 수 없다.

착각하기 쉬운데, 어떤 식재료에 항암제 유사 성분이 들어 있는 경우가 있을 수 있다. 그래서 암세포가 죽어 암이 작아지거나 사라지는 경우가 있어도 이상할 것은 없다. 그러나 그 성분은 정상세포도 죽이기 때문에 큰 부작용이 일어날 수 있다.

게이오대학병원에서 일할 때 전신의 피부가 홀러덩 벗겨져서 응급 입원한 사람이 있었다. 중독성표피괴사증이라는 병으로 사망률이 60퍼센트가 넘는 탓에 그 환자는 처치의 보람도 없이 사망했다.

환자가 먹은 것은 원산지가 남미인 나무로 만든 '타히보' 차로, 한방차 같은 것이다. 그 안에 위험한 성분이 들어 있어서 피부가 벗겨진 것으로 보이는데, 많은 사람들의 이야기를 들어보면 이 차를 마시고 암이 작아진 경우도 있다고 한다. 아마도 항암제 유사 성분이 들어 있을 것이다.

A3 변이한 유전자는 원 상태로 돌릴 수 없고, 그렇기 때문에 암이 작아지거나 사라지는 일은 있을 수 없다.

고기를 많이 먹으면
암에 걸리기 쉬울까?

편식은 모든 병을 초래한다.

미국에서 십수만 명을 대상으로 식사 습관에 관해 조사한 결과, 육식이 암에 의한 사망률을 높인다는 점이 밝혀졌다. 당질의 제한 정도가 가장 낮은 그룹과 비교하면, 당질 제한 정도가 높고 동시에 고기(생선 포함)를 많이 섭취한 그룹의 전체 사망률과 암 사망률이 높았다.

미국에서 시행된 또 다른 연구는 19만 명을 대상으로 매일의 식사 습관을 확인한 후 7년간 추적조사했다. 그 결과 소시지와 햄을 먹은 양이 가장 많은 그룹은 그렇지 않은 그룹과 비교했을 때 췌장암 발병률이 68퍼센트나 증가했다.

왜 고기를 먹으면 암이 증가하는지 그 이유는 확실하게 밝혀지지 않았다. 인류는 오래전부터 당질, 단백질, 지질, 채소를 섭취해왔다. 지역과 계절에 따라 먹을 수 있는 음식에 제한은 있었을 테지만 각각의 조건하에서 먹을 수 있는 음식은 무엇이든 먹었을 것이다. 즉 인간의 몸은 잡식에 적합하도록 만들어졌다. 따라서 특정 음식을 편식하는 식생활은 몸에 악영향을 초래한다고 할 수 있다.

A4 미국에서 실시한 조사에서는 육식이 암 사망률을 높인다는 연구 결과를 얻었다. 다만 고기뿐만 아니라 특정 음식을 편식하는 식생활은 몸에 악영향을 초래한다.

'술'과 '뜨거운 음식'은
암의 원인이 될까?

음주가 원인인 암은 간암뿐이다.

'음주가 발병률을 높인다'고 세계보건기구가 지적한 암 중에는 간암, 인두암, 식도암, 유방암, 대장암 등이 있다. 그 가운데 음주가 확실한 원인으로 지목되는 것은 간암이다. 술을 많이 마시면 먼저 알코올성 간경변이 되고, 이어서 간암으로 진행하는 경우가 많다.

반면에 인두암, 식도암, 유방암, 대장암 등은 음주 외에도 암 발병률을 높이는 인자가 존재한다. 예컨대 인두암과 식도암의 경우 담배가 있고, 대장암과 유방암은 '술통형' 체형의 비만과 관계가 깊다. 그래서 이들 암의 경우 음주만으로 암 발병률이 높아지는지 여부를 판정하기 어려운 게 사실이다.

한편 음주에는 이점도 있어서 대규모 국민 건강 영양 조사 결과, 적당한 음주가 사망률을 낮춘다는 것이 밝혀졌다.

뜨거운 음식의 경우, 아침에 찻잎을 달인 물로 끓인 뜨거운 죽을 먹는 습관이 있는 지방에서 식도암 발생이 많다는 설이 있었다. 다만 식도암 발생 원인으로는 담배가 있고, 게다가 찻물로 끓인 죽이 어느 정도 관계하는지는 확실하지 않다.

이론적으로 생각해보면 식도 점막의 경우, 암으로 발전할 가능성이 있는 정상세포는 점막의 가장 안쪽에 있다. 뜨거운 음식이 식도를 통과하면 점막 표면은 화상을 입을 수 있지만 지나는 속도가 상당히 빠르기 때문에 점막의 가장 안쪽에 있는 세포가 열의 영향을 받는지는 상당히 의문이다.

결론적으로 말하자면, 뜨거운 음식을 먹으면 암에 걸리기 쉽다는 증거는 없다.

A5 음주가 암의 발생 원인이라고 확실히 말할 수 있는 것은 간암뿐이다. 또 뜨거운 음식을 먹으면 암에 걸리기 쉽다는 증거는 현재로서는 없다.

'나을 거라는 강한 의지'가
암을 없앨 수 있을까?

의지만으로 암이 사라지지는 않는다.

변이한 유전자는 의지력이 있다고 해서 원래 상태로 되돌릴 수 없다. 따라서 의지로 암이 사라지는 일도 없다. 다만 저절로 암이 작아지거나 사라지는 현상은 종종 볼 수 있다. 의지 이외의 원인에 의한 일일 텐데, 구체적인 원인은 알 수 없다.

> **A6** 의지로 암이 사라지는 경우는 없다. 저절로 암이 작아지거나 사라지는 현상은 종종 나타나는데 구체적인 원인은 알 수 없다.

Q7
스마트폰 전자파로 뇌종양에 걸릴 가능성이 있을까?

스마트폰 사용 시간이 길어서 좋을 건 없다.

미국과 유럽에서 이루어진 대규모 국민 건강 영양 조사를 보면 '뇌종양이 증가하는 것 같다'는 결과부터 '증가하지 않았다'는 결과까지 그 내용이 각기 다르다.

그래서 '전자파가 뇌종양의 원인이 된다는 확실한 근거는 없다'고 하는 연구자도 있고, '암 발병률을 상승시킬 가능성이 있다'고 말하는 연구자도 있다.

현시점에서는 '스마트폰 전자파로 뇌종양이 증가할 가능성을 부정할 수 없다'고 생각해 스마트폰 사용 시간을 가능한 한 줄이는 것이 안전한 방법이다.

A7 현시점에서는 스마트폰 전자파로 뇌종양이 증가할 가능성을 부정할 수 없다고 생각하는 것이 좋다.

'착한 사람'은 위험하다?
암에 걸리기 쉬운 성격이 있을까?

암과 성격은 무관하다.

지금까지의 개인적인 경험으로 말하자면, 사람들에게 사랑받는 착한 유형은 암에 걸리기 쉽다고 생각하는 이가 적지 않은 듯하다. 다만 의학적으로는 '착한 사람', '나쁜 사람'을 정의할 수 없기 때문에 관련 연구나 조사도 없어서 답할 수 없는 질문이다.

또 '성격'을 두고도 암에 걸리기 쉬운 성격, 그렇지 않은 성격이 있다고 생각하는 사람이 많다. 다만 이와 관련해서도 '성격'의 정확한 정의가 어렵기 때문에 암 발병률과 연결된 연구를 찾을 수 없다.

이론적으로 보았을 때, 성격은 뇌세포가 어떻게 움직이느냐에 따라서 결정된다고 생각한다. 그러나 뇌나 신경이 어떻게 작용하든지 간에 몸의 각 세포 내에 축적된 변이 유전자를 원래 상태로 되돌릴 수는 없다. 따라서 성격은 암 예방과 무관하다고 본다.

반면에 뇌와 신경의 움직임에 따라 정상세포 내 유전자가 다치기 쉽고 그로 인해 변이 유전자를 늘려서 암 발병률을 높이는 것이 아닐까 하는 의문이 남는다. 있을 수 없는 이야기는 아니라고 생각하지만 증명된 바는 없다.

A8 '착한 사람', '나쁜 사람', '성격'을 의학적으로 정의할 수 없기 때문에 이를 암 발병률과 관련지은 연구는 없다. 뇌와 신경이 어떻게 작용하든지 간에 암 예방과는 무관하다.

숙변, 변비는
대장암의 원인이 될까?

현재까지는 명확한 증거가 없다.

　의료계에서는 배변 횟수가 일주일에 3회 미만인 경우를 변비라고 한다.

　한때 변비가 대장암 발병률을 높인다는 말이 있었다. 즉 대변에 어떤 발암물질이 포함되어 있어서 변이 대장에 오래 머무는 동안 점막과 발암물질이 접촉해 암이 생긴다고 추정한 것이다. 그러나 여러 연구와 조사를 봐도 변비가 대장암 발병률을 높인다는 증거는 찾을 수 없었다.

　지금부터는 추측인데, 가령 대변에 발암물질이 포함되어 있다 해도 숙변은 단단해서 점막과 접촉하는 변의 표면적은 제한되므로 흡수되는 발암물질의 양도 적을 것이다.

반대로 변이 묽으면 그 안의 모든 발암물질이 점막과 접촉할 기회가 있다. 만일 그렇다면 변비인 사람보다 설사를 하는 사람의 대장암 발병률이 높아질 가능성이 있는데, 어디까지나 추측이다.

그런데 신기하게도 소장에 발생하는 암은 매우 드물다. 소장은 대장과 비슷한 구조인데 왜 소장의 암 발병률은 낮을까. 현재로서는 확실한 이유를 알 수 없다.

A9 여러 연구와 조사가 이루어졌지만 변비가 대장암 발병률을 높인다는 증거는 없다.

당뇨병인 사람은
암에 걸리기 쉽다?

발암 성분이 함유된 당뇨병 치료제가 있다.

　서구에서는 당뇨병에 걸리면 여러 암의 발생률이 높아진다고들 한다. 가령 췌장암, 대장암, 유방암, 자궁암 등이 증가한다는 것이다. 그 이유는 밝혀지지 않았다.

　일본에도 당뇨병인 사람은 암 발병률이 높아진다는 연구 결과가 있다. 그러나 그렇게 단정하기에는 자료가 부족하다. 주의해야 할 것은 서구의 당뇨병 환자는 배가 나온 '술통형' 비만이 많은데, 그런 유형의 비만은 여러 암의 발생률을 높인다는 점이다. 그렇게 되면 암 발병률 상승에 당뇨병만 관련 있다고는 말하기 어려워진다.

또 하나 유의해야 할 점은 당뇨병 치료제 가운데 발암 위험이 지적되는 것이 있는데, 가령 일본 제약회사가 개발한 '액토스(Actos, 일반명 피오글리타존)'는 발암 위험률을 감추었다가 미국에서 소송을 당해 합의금으로 약 3조 원을 지불했다. 만일 일본 당뇨병 환자의 암 발병률이 상승한다면 약의 영향도 있을 수 있다.

A10 암 발병률이 높아진다는 보고가 있지만 단정하기에는 자료가 부족하다. 다만 발암 작용이 지적된 당뇨병 치료제가 있으므로 그 영향은 생각할 수 있다.

'암 가족력'이라고 말하는데
암은 유전될까?

유전되는 경우도 있다.

결론부터 말하면 대부분의 암은 유전이 아니라 우연히 생긴다.

몸의 모든 세포는 한 개의 수정란에서 분열되기 때문에 각각이 갖는 2만 수천 개의 유전자 세트는 공통이다. 그리고 그들 유전자가 담배, 방사선, 농약 등으로 상처를 입으면 '변이 1 유전자'가 된다. 사람이 나이를 먹으면서 그것이 각 세포에 쌓여 암세포로 변하기에, 충분한 수와 종류에 이르면 이윽고 암세포가 된다.

몸의 어느 장기의 어느 세포에 변이 유전자가 쌓여 가장 먼저 암세포가 되는지는 우연에 달려 있다. 어떤 사람이 40세에 암이 발생했고 그 형제가 80세에 암에 걸렸어도 그것은 체질이라기보다는 운의 좋고 나쁨에 의한 것이다.

다만 흡연, 식사 같은 생활 습관은 가족 사이에서 강하게 공유되기 때문에 어느 특정한 가족 내에서 암 발병률이 높은 모습을 보이기도 한다. 가령 나의 장인어른은 다섯 형제가 전부 암에 걸렸는데 흡연의 영향이 큰 것으로 보인다.

또 드물지만 암에 걸리기 쉬운 체질이 유전되기도 한다. 할리우드 배우 앤젤리나 졸리에게서 발견된 '브라카1BRCA1'이라는 유전자 변이가 전형적인 예로, 이는 부모로부터 유전된다. 그리고 그 유전자를 갖고 있는 자녀는 세포 내에 다른 변이 유전자가 축적되기 쉬워서 빠른 시기에 유방암과 난소암을 일으킨다.

이렇듯 암이 발병하기 쉬운 유전자 변이는 많이 보고되었는데, 사실 암 발병률 전체를 놓고 보면 극히 소수라고 할 수 있다.

> **A11** 대부분의 암은 유전이 아니라 우연히 생긴 것이다. 다만 소수이지만 암에 걸리기 쉬운 체질이 유전되는 경우도 있다.

감기에 잘 걸리는 사람은
암도 걸리기 쉽다?

암 발생과 감기는 관계가 없다.

이 질문은 의외였다. '감기에 걸리기 쉬운 것은 체질이 허약하기 때문이다. 그렇다면 암도 걸리기 쉽지 않을까?' 하는 발상이었으리라. 그러나 감기와 암 발생의 관계는 조사하기 어렵다. '감기에 걸리기 쉽다'는 것을 어떻게 정의해야 좋을지가 확실하지 않기 때문이다.

생각해보면 감기 바이러스 종류는 약 200가지라 하고, 사람은 원칙적으로 이들 전부에 감염될 가능성이 있다. 다만 어떤 감기 바이러스에 한번 감염되어서 면역체계가 확실하게 싸우면 이후부터는 조금 성숙해져서 다음에 침입하는 다른 감기 바이러스를 배제하기가 쉬워진다(요컨대 증상이 가벼워진다). 인플루엔자도 마찬가지로, 일단 한번 싸우면 다른 바이러스가 침입했을 때는 가벼운 증상만 보이고 끝난다.

그렇다면 감기나 인플루엔자에 자주 걸리고, 게다가 증상도 심하고 오래 가는 사람은 면역체계가 성숙하지 않을 것이다. 이 성숙을 방해하는 최대 요인은 사실 해열제나 항바이러스제다. 애초에 인플루엔자는 단순한 감기라서 약이나 백신은 불필요하고 또 유해하다.

다시 본론으로 돌아가서, 정말 감기에 잘 걸리는 사람이 있다면 면역체계가 미성숙하기 때문인데, 면역체계가 암 발생을 억제한다는 근거는 희박하다. 그러므로 감기에 잘 걸리는 것과 암 발생에는 별다른 관계가 없다고 생각해도 좋다.

> **A12** 감기에 잘 걸리는 사람은 면역체계가 미성숙하기 때문이다. 그러나 면역체계가 발암을 억제한다는 근거는 희박하다. 감기에 잘 걸리는 것과 암 발생은 관계가 없다고 생각해도 좋다.

Q13
'일광욕을 하면 피부암에 걸린다'는 것은 사실일까?

상관관계가 있다.

사실인데, 햇빛에 노출되는 정도와 인종에 따라 다르다. 햇빛에 포함된 자외선은 방사선의 일종이므로 유전자를 다치게 해 세포가 암세포로 변한다. 그러나 자외선은 피부에 흡수되어 더 깊숙한 곳까지는 이르지 않기 때문에 발병하는 것은 피부암뿐이다.

중요한 것은 피부 세포에 포함된 멜라닌색소다. 멜라닌의 양이 피부의 색깔을 결정해서 흑인이 가장 많고 백인은 적고, 황인종은 그 중간이다. 이 멜라닌은 자외선을 흡수하기 때문에 유전자에 작용하는 자외선을 줄여준다. 그래서 피부

암은 흑인에게 적고 백인에게 많고, 황인종은 그 중간이다.

피부암 발병률은 그전까지 쌘 자외선의 양과 관계 있다. 같은 인종에 같은 양의 자외선을 쌔어도 암이 발생하는 사람과 그렇지 않은 사람이 있는데, 쌘 자외선의 양이 많아질수록 암 발병률이 높아진다.

햇빛에 과도하게 노출되는 것은 피부 노화도 앞당기므로 장기적으로 봤을 때 구릿빛 피부는 생각해볼 문제다.

A13 인종, 햇빛에 그을린 정도에 따라 다르지만 자외선을 쐬는 양이 많을수록 피부암 발병률도 높다.

출산 경험의 유무로
암 발병률이 달라질까?

출산 경험과 암 발병률은 반비례한다.

그렇다. 출산 경험이 있는 경우 유방암, 난소암, 자궁암의 발병률이 저하한다고 알려져 있다.

연구 보고가 많은 유방암을 살펴보면 초경이 빠르거나 폐경이 늦으면 유방암 발병률이 높다. 여성 호르몬의 일종이자 발암물질로 분류되는 에스트로겐에 노출되는 합계 기간이 길어지기 때문일 것이다.

한편 출산 경험이 많을수록 유방암 발병률이 낮아지는 경향이 있다. 임신 때도 에스트로겐이 나오지만 유방암 억제 작용을 하는 황체 호르몬이 동시에 분비되는 것이 발병률을 낮추는 원인일 것이다.

난소암과 자궁암도 에스트로겐이 발암 인자가 되므로 유방암과 마찬가지로 생각하면 된다.

그런데 이들 연구와 결론은 자각증상으로 암을 발견한 사람들을 대상으로 한 경우가 대부분이다. 일본처럼 자각증상이 거의 없는 사람이 건강검진에서 암을 발견하는 경우는 암의 성질이 크게 다르므로 출산과의 관련성도 다를 가능성이 있다.

> **A14** 출산 경험이 있는 사람의 경우 그렇지 않은 사람과 비교해서 유방암, 난소암, 자궁암의 발병률이 낮다고 알려져 있다. 다만 건강검진에서 발견되는 암은 출산과 관련성이 없을 가능성도 있다.

'암에 걸리기 쉬운 직업'이 있을까?

발암성 물질을 다루는 직업은 발병률이 높다.

발암성 물질을 다루는 직업은 당연히 암 발병률이 높다.

최초로 알려진 직업 암은 18세기 영국에서 석탄 난로의 굴뚝 청소를 하던 남아에게 다발한 음낭암이다. 아이가 굴뚝에 알몸으로 들어가 청소할 때 음낭 주름에 그을음이 쌓여서 그 안에 들어 있는 발암물질이 피부암을 일으켰던 것이다.

또 예전에 방사선과 의사에게 다발한 피부암은 방사선 피폭이 원인이었다. 나도 수련의 시절, 전직 군의관이었던 의사의 손가락에 생긴 피부암을 본 적이 있다. 전쟁 중 병사의 몸에 총알이 들어가면 엑스선으로 체내 투시를 해서 총알을 꺼

냈기 때문이다. 이 일을 매일같이 하면 암이 발생하는 것도 당연할 것이다.

원자력발전소 노동자에게 생기는 백혈병도 방사선 피폭에 의한 직업 암으로 인정된다.

그 외의 발암물질이라고 하면 석면(아스베스트)을 전형적인 예로 들 수 있다. 석면은 단열성이 뛰어나 건설용 재료로 널리 사용되어왔는데, 단열 공사를 하는 노동자 등에게 흉막에 생기는 암인 '중피종'과 폐암을 일으킨다. 최근에는 석면공장 주변에 사는 주민들에게서도 중피종이 다발하고 있다.

발암성이 판명되면 그 물질을 사용하지 않게 되지만, 그걸 모르는 단계에서는 화학물질을 사용하는 공장에서 담도암이 다발해 놀라는 일이 지금도 일어난다.

A15 방사선과 의사 등 발암성이 있는 물질을 다루는 직업이라면 당연히 암 발병률이 높아진다.

암의 자각증상이 나타났을 때는
이미 치료 시기를 놓친 걸까?

'시기를 놓쳤다'는 말은 부적절하다.

치료 시기를 놓친 경우와 그렇지 않은 경우가 있다.

치료 시기를 놓친 것은 폐, 간장, 뼈, 뇌 등의 장기에 전이된 경우다. 수술이나 항암제 치료를 해도 낫지 않기 때문에 '시기를 놓쳤다'거나 '말기 암'이라고 표현하는데, 금방 사망할지 어떨지는 또 다른 문제다. 장기 전이가 있어도 오래 사는 경우는 많다.

또 '시기를 놓쳤다'는 표현은 '좀 더 일찍 발견했다면 치료할 수 있었다'는 인상을 주는데 다른 장기로 전이된 암은 조기 발견해도 낫지 않는다. 최초 병소가 발생해서 바로 장기 전이가 일어나기 때문이다. 이렇듯 오해를 부르는 까닭에 '시기를 놓쳤다'라는 표현은 가능한 한 피하는 것이 좋다.

암의 자각증상은 출혈, 호흡 곤란, 통증, 식사 지장 등 다양한데, '최초에 발생한 병소', '전이 병소' 중에서 어느 쪽이 일으킨 것인지가 중요하다.

최초에 발생한 병소에 의해 증상이 나타나는 경우는 장기 전이가 있는 사람, 없는 사람으로 나뉜다. 전이가 있으면 치료해도 낫지 않는다. 전이가 없으면 최초 발생한 병소만 있는 것이므로 만약 방치하더라도 목숨과 관계되는 일은 드물다. 예를 들어보자.

자궁의 부정출혈(정상적인 월경이 아닌 출혈)이나 피가 섞인 소변 등 출혈은 사람을 놀라게 한다. 그러나 가령 자궁암이나 방광암이 원인이라고 할지라도 최초 발생한 병소에 의한 출혈일 경우, 대개 장기 전이는 없다.

이에 반해 뼈의 통증이 있는 경우는 대부분 노화현상으로, 암과는 무관하게 일어나는 통증이다. 다만 뼈에 전이가 되어 그로 인해 통증이 나타난 경우는 장기 전이의 일종이므로 치료되지 않는 암이라 할 수 있다.

그러나 통증이 있어도 뼈 전이만으로 사망하는 일은 극히 드물다. 완화 케어로 통증을 제거해서 전이된 암과 공존하면서도 오래 살 수 있다.

A16 암은 다른 장기로 전이가 되면 조기에 발견해 수술해도 치료되지 않는다. 그러나 장기 전이가 있는 암이어도 오래 사는 경우는 얼마든지 있으므로 '시기를 놓쳤다'는 말은 가능한 한 쓰지 말자.

암 치료 중에는
일을 하지 않는 것이 좋을까?

체력이 뒷받침된다면 일해도 무방하다.

일을 할 만한 체력과 기력이 있다면 일을 하더라도 지장이 없을 테고 병세가 악화되거나 암에 악영향이 나타나는 경우도 없을 것이다.

수술을 받고 회복된 후 곧바로 일에 복귀하는 것도 괜찮다. 실제로 최근에는 방사선 치료는 많은 사람들이 일하면서 받고 있기도 하다.

다만 항암제 치료는 전신적인 영향이 나타나기 쉬우므로 일을 계속하는 것이 어려운 경우도 많다.

A17 체력과 기력이 있다면 일을 해도 지장 없고, 암에 악영향도 미치지 않는다.

암 치료 중에
좋아하는 음식을 먹어도 될까?

골고루 먹는 게 가장 좋다.

무엇이든 먹어도 괜찮다. 골고루 먹으면 된다.

다만 살이 쪄서 배가 나온 '술통형' 비만인 사람은 암이 치료되어도 단명으로 끝날 가능성이 높다. 서서히 체중을 줄이도록 해야 한다.

또 방사선 치료 중의 흡연은 치료 효과를 떨어뜨린다. 항암제 치료 중의 흡연도 암의 축소 효과가 떨어지는데, 이쪽은 완치 목적은 없으므로 흡연해도 결과에 큰 차이는 없다고 할 수 있다.

A18 무엇을 먹든지 상관없는데 '골고루', '체형에 따라' 먹는 것이 좋다. 암과 맞서 싸울 체력을 키우기 위해서라도 음식을 통해 영양분을 골고루 섭취하는 일은 무엇보다 중요하다.

'비타민C요법'은
정말 효과가 있을까?

현재로선 효과가 없다.

'고용량 비타민C'가 암에 효과가 있다고 한 것은 미국의 생화학자 라이너스 폴링Linus Pauling이다. 그는 노벨화학상 외에도 노벨평화상을 수상한, 사회적 영향력이 큰 인물이었기 때문에 비타민C요법은 1970년대에 사람들의 큰 지지를 받았다.

그러나 임상 자료가 없었던 탓에 미국 메이요클리닉 의사들이 여러 암 환자를 모아 플라시보와의 비교실험을 진행했다. 그 결과 비타민C를 투여한 그룹의 생존 기간은 플라시보 그룹과 똑같았다. 즉 효과가 없었다. 그 이후로도 고용량 비타민C요법의 항암 효과를 인정한 연구는 나오지 않고 있다. 만약 이 시점에 의사가 고용량 비타민C요법을 실시한다면 미국에서는 의사 면허를 박탈당한다.

그런데 일본에서는 비타민C요법이 거침없이 실시되고 있다. 일본의 의료 제도가 엉성하기 때문에 의사들이 불법 행위를 해도 면허 박탈은커녕 그 어떤 징계도 받지 않는다.

면역요법과 온열요법 등 효과가 없거나 증명되지 않은 방법도 마찬가지다. 만일 미국 의학계와 똑같은 징벌 기준을 일본에 도입한다면 매해 수천 명이 의사 면허를 박탈당할 것이다.

또 고용량 비타민C요법은 무해한 것이 아니라 신부전 등의 부작용을 일으킨다고 알려져 있다.

> **A19** 고용량 비타민C요법의 항암 효과를 인정한 연구는 없다. 오히려 신부전 등의 부작용을 일으킬 위험성도 있다. 미국에서는 의사가 고용량 비타민C요법을 실시하면 의사 면허를 박탈당한다.

Q20
사람에게서 사람으로
감염되는 암이 있을까?

자궁상피내암은 가능하다.

예전에 암은 타인에게 전염된다고 생각해서 암 환자를 뱀이나 전갈처럼 싫어한 사람들이 있었다. 폐암 환자의 암세포가 기침과 함께 몸 밖으로 나와서 어떤 순간에 타인의 입안으로 들어간다는 이미지 때문일 것이다.

그러나 가령 그런 일이 실제로 일어난다 하더라도 암세포는 주로 단백질로 되어 있기 때문에 위장에서 소화된다. 또암세포를 타인에게 주사해도 백혈구에 의해 죽기 때문에 아무 일도 일어나지 않는다. 면역체계 입장에서 본다면 타인의암세포는 바이러스나 세균과 똑같이 '이물질'에 불과하다.

다만 암의 원인이 되는 바이러스가 사람을 통해 전염될 수는 있다. 가장 유명한 것은 자궁경부암의 원인이 되는 '인간파필로마바이러스HPV'일 것이다. 이 바이러스는 남녀 간의 성교에 의해 자궁경부에 달라붙어서 자궁상피내암을 일으킨다.

그러나 상피내암의 99.9퍼센트 이상은 목숨과 관계없는 '유사 암'이다. 따라서 자궁상피내암은 단순한 바이러스 감염증의 한 형태라고 생각해두면 된다.

> **A20** 암세포에 의해 감염되는 일은 없지만 '인간파필로마바이러스' 같은 암의 원인이 되는 바이러스가 사람을 통해 전염되는 일은 있을 수 있다.

'진짜 암'과 '유사 암'을
가려내는 방법이 있을까?

현미경으로 구별하는 것은 불가능하다.

복습하는 의미에서 다시 말하면 '진짜 암'은 검사에서 폐와 간장 등의 장기로 전이된 것이 발견되는 경우와 미소한 장기 전이가 숨어 있는(잠복해 있는) 경우가 있다.

이에 반해 '유사 암'은 장기 전이가 몸의 어디에도 없다(잠복해 있지 않다). 최초로 발생한 암의 병소를 발견할 수 있는 크기는 1센티미터 정도인데, 그 정도 크기가 되었을 때는 그 안에 약 10억 개의 암세포가 들어 있다. 그렇게 될 때까지 전이하지 않은 것은 암세포에 전이 능력이 없다는 증거이므로 그 후 방치해도 전이하지 않는다고 생각할 수 있다.

어떤 병변이 암인지 아닌지는 조직을 채취해 현미경 검사로 결정한다(병리진단). 병리진단에서 암으로 진단된 사례 중에는 '진짜 암'과 '유사 암'이 섞여 있는데 양자를 현미경으로 구별하는 것은 원칙적으로 불가능하다. 예외로는 암세포가 위, 대장, 자궁 등의 점막과 유선의 유관 내에 머무는 경우가 있다. 이는 거의 틀림없이 '유사 암'이다. 반면에 CT검사로 장기 전이가 발견된 경우는 정의상으로도 '진짜 암'이다.

이에 해당되지 않는 경우는 '진짜 암', '유사 암' 양쪽의 가능성이 모두 있고, 그 정도는 암의 진행도(단계)에 따라 달라진다. 1단계보다 2단계가 진짜일 가능성이 높고 3단계라면 더욱 높다.

또 임파절로 전이가 되었다고 하면 '장기에 전이되어버렸다'고 생각하는 환자가 많은데, 임파절에 전이되었어도 거기서 장기에 전이하지 않는다는 것이 확인되었다. 거꾸로 임파절에서 장기로 전이되는 것을 막는다는 주장도 있을 정도다.

> **A21** 진짜 암과 유사 암을 현미경으로 구별하는 것은 원칙적으로 불가능하다. 암의 진행도(단계)로 추측은 할 수 있다. 예외로 암세포가 장기의 점막과 유선의 유관 내에 머무는 경우는 거의 틀림없이 '유사 암'이다.

'잘라내지 않아도 되는 암'이 있을까?

대부분의 암은 절제하지 않는 것이 좋다.

　진행도와 상관없이 거의 대부분의 암은 잘라내지 않는 것이 좋다.

　암은 '진짜 암'과 '유사 암' 둘 중 하나로, '진짜'라면 암을 절제해도 장기 전이가 있기 때문에 나을 수 없다. '유사'라면 방치해도 죽지 않기 때문이다.

　다만 예외적으로 '유사 암'이어도 방치하면 사망하는 경우가 있다. 바로 간암이 그러한데, 암이 커져서 간의 80퍼센트 이상을 차지하면 간의 기능이 떨어져 생명을 위협할 수 있다. 그러나 수술 직후 후유증으로 사망하는 사람이 많고, 거기서 살아남아도 남은 간에 암이 재발하는 까닭에 5년 생존율은 10~20퍼센트 정도다.

현재는 암 병소에 전극을 꽂아 라디오파로 태워버리는 '라디오파 소작요법'이 표준 치료다. 병원을 잘 선택하면 5센티미터 정도 크기까지는 치료할 수 있다. 다른 장기에 발생한 암도 수술보다 안전한 여러 방법이 준비되어 있다.

절제하지 않는 편이 좋은 다른 이유는, 절제하면 암이 날뛰기 시작할 우려가 있기 때문이다. 다만 '진짜 암'일 경우에만 그렇고, '유사 암'은 날뛰지 않는다.

난폭해지는 데는 두 가지 방식이 있다. 하나는 메스가 들어간 곳에 암세포가 달라붙어서 갑자기 커진다. 암이 장기에 전이되었다는 것은 암세포가 항상 혈액 속에 있어서 전신을 돌고 있다는 것이다. 이때 메스를 몸에 대면 혈관이 찢어져 혈액과 함께 암세포가 흘러나와 상처에 달라붙어 증식한다.

또 하나는 수술로 인해 몸의 저항력이 저하한 틈을 타서 다른 장기에 잠복했던 전이 병소가 갑자기 커지기 시작하는 방식이다.

이 현상은 20세기 중반에 세계 최고 의료 저널에 보고되어 '상처 재발'과 마찬가지로 의사들 사이에서는 상식이 되었다. 그런데도 일반인들이 잘 모르는 것은 의사들이 사회를 향해서는 입을 다물었기 때문이다.

> **A22** 진행도와 상관없이 거의 전부 절제하지 않는 것이 좋다. 치료를 받더라도 가능한 한 수술 이외의 방법을 선택하자.

직장 건강검진의 엑스선 검사는
피폭으로부터 안전할까?

가능한 한 엑스선 검사는 피하는 것이 좋다.

장래 암이 발병할 가능성과 방사선 피폭선량은 정비례 관계에 있다.

원자력발전소 직원이라면 5~50밀리시버트 정도에 노출된 후 백혈병에 걸린 경우 피폭과 발암과의 인과관계를 인정받아 산재보상이 지급된다. 또 후쿠시마 원자력발전소 사고 후 발암 우려로 인해 1년간 20밀리시버트 이상 피폭할 가능성이 있는 지역은 거주가 제한되었다.

그렇다면 건강검진에서는 얼마나 방사선에 노출될까? CT는 건강검진과 단기입원 종합검사 항목에 포함된 경우도 있으므로 그것부터 살펴보자.

CT피폭선량은 촬영 부위, 범위, 횟수에 따라 다르다. 흉부 1회 촬영은 약 10밀리시버트, 복부와 골반은 20밀리시버트, 전신 촬영은 30밀리시버트다. 정밀검사를 위해서 조형제를 주사하고 다시 한번 촬영하면 각각 20, 40, 60밀리시버트로 늘어난다.

건강검진 필수 항목인 흉부 엑스선 촬영의 피폭선량은 장치에 따라 다른데 CT의 약 100분의 1, 그러니까 0.1밀리시버트라고 생각하면 된다. 그럼에도 유전자를 다치게 할 수 있으므로 정상세포가 암세포로 변할 위험이 있다.

위의 엑스선 촬영(바륨이라는 하얀 액체를 먹고 촬영하는 검사)은 사용하는 장치와 촬영 장수에 따라 피폭선량이 10배나 달라진다. 1회당 피폭선량은 3~30밀리시버트다. 그런 검사를 멋대로 하게 내버려두는 것은 검진에 종사하는 사람들의 실업 방지대책일 뿐이라고 봐도 무방하다.

> **A23** 흉부 엑스선 촬영의 피폭선량은 장치에 따라 다른데, CT의 약 100분의 1, 그러니까 0.1밀리시버트라고 생각해두면 된다.

직장 건강검진 항목을
최소한으로 하는 비법이 있을까?

회사에 적극적으로 거부 의사를 밝힌다.

검진 항목은 직장에 따라 다른데, 후생노동성이 정한 '노동위생안전규칙'에서 필수로 언급하는 주요 항목은 신장·체중과 혈압 측정, 혈액검사, 흉부 엑스선 촬영이다(우리나라는 국민건강보험공단이 운영하는 건강정보전문 사이트 건강iN(http://hi.nhis.or.kr/)에서 건강검진의 공통 검사 항목을 찾아볼 수 있다.-옮긴이).

이외에 위 엑스선 촬영, 유방 엑스선 검사, 전립선암의 PSA 채혈검사 등은 전부 선택 가능한 검사로, 말하자면 직장이 서비스로 실시하는 것이기에 필수 항목에 비해 거절하기 쉽다.

필수 항목 가운데 가장 문제가 되는 것은 흉부 엑스선 촬영이다. 미국과 유럽에서 실시한 비교실험을 살펴보면, 그렇지 않은 경우와 비교했을 때 흉부 엑스선 촬영에 따른 폐암 사망률이 상승(!)하고 총 사망률이 높아지는(!) 것으로 나타났다. 그런데 일본에서는 이러한 비교실험 결과가 보도된 후 흉부 엑스선 촬영이 노인건강검진에 도입되었다.

직장 담당자가 "흉부 엑스선 촬영은 꼭 해야 합니다"라고 말할 때는 "방사선 피폭에 따른 암 발생이 무서우니까 사양하겠습니다"라고 대답하는 것이 한 가지 방법이다. 다른 항목을 검사하면 일단 건강검진을 받은 것이기에 담당자의 공세도 둔해질 것이다.

만일 집요하게 권하면 "'엑스선 촬영으로 암이 생기는 것은 아니다, 만에 하나 폐암에 걸린다면 회사가 보상하겠다'고 몇 자 적어주세요"라고 말하자. 그러면 대개 입을 다물 것이다.

A24 가장 문제가 되는 것은 흉부 엑스선 촬영이다. "'만에 하나 폐암에 걸린다면 회사가 보상하겠다'고 몇 자 적어달라"고 담당자에게 말하면 대부분 검사를 피할 수 있을 것이다.

Q25

외국에서도 '암 검진'을 할까?

하기는 한다.

암 검진을 하기는 하는데, 정당화하는 근거는 잃고 있다. 과거를 돌아보자.

미국이나 유럽의 의료계가 일본과 크게 다른 것은 암 검진 과 단기입원 종합검사를 시작하기 전에 그것이 과연 효과가 있을지 조사하려 한다는 점이다. 그래서 많은 비교실험을 행 해 그중에서 사망률 감소를 보인 것만 공공정책으로 전개한 다. 그 결과 단기입원 검사는 비교실험에서 사망률 감소를 보 이지 않고, 폐암 검진은 앞서 말했듯이 사망률이 올라가버렸 기 때문에 서구에서는 실시되지 않았다.

그러나 그런 미국이나 유럽에서도 비교실험을 하지 않았는데 일부 의사들이 시작해 단번에 퍼진 검진이 있다. 유방암 맘모그라피 검진, 전립선 PSA검진이다. 다만 이에 대해서는 그 후에 비교실험이 실시되어서 암 사망률은 감소하지 않는다는 결과가 나왔다(사망률이 오른 시험도 있다). 그러나 그런 결과가 나와도 검진기관은 지금까지 검진을 중단하지 않고 있다.

일단 암 검진, 단기입원 종합검사, 직장 건강검진 등이 개시되면 사업화되고, 거기에 관계하는 사람들의 생계가 되기 때문에 '효과가 없다'는 자료가 나와도 그만둘 수 없다. 이는 동서양을 불문하고 의사들, 아니 인간이 갖는 본성인 듯하다.

A25 하기는 하는데, 정당화하는 근거는 잃고 있다. 일단 암 검진, 단기입원 종합검사, 직장 건강검진 등이 개시되면 사업화되고, 거기에 관계하는 사람들의 생계가 되기 때문에 '효과가 없다'는 자료가 나와도 그만둘 수 없다. 이것은 동양이나 서양이나 마찬가지다.

고령자의 암은
방치해도 괜찮을까?

기본적으로 암은 방치하는 것이 유리하다.

괜찮다는 것이 '죽지 않는다'는 의미라면, 암이기 때문에 '죽을 수도 있다'고밖에는 대답할 수 없다. 그러나 수술이나 항암제와 비교하면 기본적으로 암은 방치하는 것이 단연 유리하다. 그리고 고령자의 특수성으로, 젊은 사람보다 얌전한 암이 많다.

가령 급성 백혈병이 있다. 혈액암의 일종인 급성 백혈병은 항암제로 치료할 수 있는 정도가 연령에 따라 크게 달라서 어릴 때는 90퍼센트 완치되는 사례에서도 60세가 넘으면 일단 암세포가 사라져도 재발한다. 다만 고령자의 경우는 치료하지 않아도 오래 사는 사람들이 있다.

바로 단기입원 종합검사 등에서 혈액검사 결과 이상이 발견되어 백혈병이 확인된 경우다. 이 경우 방치해도 반복되는 발열과 피하출혈 등 백혈병 특유의 자각증상이 거의 나타나지 않는다. 그런데도 항암제 치료를 하면 수명은 확실히 단축된다. 급성 백혈병에도 '유사 백혈병'이 있다.

다음으로 수술인데, 고령자는 체력이 떨어지기 때문에 수술 후 합병증과 후유증이 생기기 쉬워서 젊은 사람보다 수술 후 사망률이 높다. 또 마취제의 영향으로 뇌세포가 변조를 일으켜서 수술이 끝나니 사람이 흐리멍덩해졌다는 경우도 종종 볼 수 있다.

그렇지 않아도 병원에서는 신중을 기해 고령자를 걷지 않게 하기 때문에 걸어서 입원했다가 휠체어를 타고 퇴원해 그대로 누워 지내게 되는 일도 적지 않다. '암 방치요법'에서는 그렇게 될 걱정은 없으므로 큰 이점이다.

A26 괜찮다는 것이 '죽지 않는다'는 의미라면, 암이기 때문에 '죽을 수도 있다'고밖에는 대답할 수 없다. 그러나 수술이나 항암제와 비교하면 기본적으로 암은 방치하는 것이 단연 유리하다. 고령자일 때는 더욱 그렇다.

백신 접종에는 위험이 따른다고
들었는데 정말일까?

일반인들에게 백신 부작용이 은폐되고 있다.

정말이다. 무엇보다 문제는 불활화不活化백신(물리적 또는 화학적 처리를 통해 바이러스 혹은 세균을 사멸시키고 이에 오일이나 겔 같은 면역조성제를 첨가하여 만든 백신-옮긴이)에 더해지는 항원보강제 '애주번트'(adjuvant, 면역반응을 높이기 위한 첨가 물질. 항체 생산과 세포성 면역의 강화를 위해 항원과 함께 사용된다.-옮긴이)다. 애주번트는 백신의 면역작용을 강화하기 위한 물질로, '면역보조제' 또는 '면역증강제'라고 한다.

병원체를 사멸한 불활화백신은 면역체계를 활성화하는 힘이 부족하므로 애주번트를 더하는 것인데, 이 경우 면역체계를 지나치게 자극해서 다양한 자기면역질환을 일으킬 수 있다.

가령 젖먹이 아이에게 접종하는 4종 혼합백신인 DPT(디프테리아, 백일해, 파상풍)와 IPV(소아마비)의 경우, 후생노동성에 보고된 것만으로도 연간 4명 정도가 사망한다. 보고되지 않은 것까지 더하면 두 배는 될 것이다. 젖먹이 아이에게 접종되는 B형간염 백신과 폐렴구균 백신 역시 다수의 사망자가 나왔다. 사멸시킨 병원체만 접종한 경우에는 강한 면역반응은 생기지 않으므로 이런 사망 사례는 항원보강제의 소행이라고 볼 수 있다.

또 신형 인플루엔자 백신에 더해진 항원보강제는 '기면증'을 유발한다. 일본에서 신형 백신 접종 후 많은 사망자가 나온 것도 항원보강제의 영향일 것이다. 이러한 사실이 알려지지 않은 것은 후생노동성과 전문가들이 정보를 은폐하기 때문이다.

어찌 되었든 그들은 백신주사 직후(가령 5분 후)에 사망해도 '인과 관계 없음'이라든가 '인과 관계 불명'으로 처리하고, 절대 부작용으로 인정하지 않기 때문에 매스컴도 일반인도 알아채지 못한다.

A27 백신에 의한 부작용 피해와 그것이 원인으로 보이는 사고는 우리 주변에서 적지 않게 일어나고 있다. 그러나 후생노동성과 전문가들이 정보를 은폐하고 있어서 매스컴도, 일반인도 알아채지 못한다.

국립암연구센터의 정보는
신뢰해도 될까?

정말 필요한 정보는 제공되고 있지 않다.

전문가들이 무엇을 말하는지 알아보기 위해서 나는 일본 국립암연구센터의 '암 정보 서비스' 사이트를 자주 확인해본다. 그때마다 느끼는 감상을 이야기하는 건데, 이 사이트는 현시점의 표준 치료를 아는 데는 도움이 된다. '이런 경우는 수술', '이런 경우는 항암제' 하는 식으로 암 종류별로 자세히 설명되어 있기 때문이다.

다만 수술 직후 사망하는 사람이 있다는 것, 수술하면 암이 날뛸 가능성이 있다는 것, 항암제 치료를 계속하는 중에 사망하는 경우가 있다는 것 등 '어떤 불이익이 있는가'에 관해 환자가 정말 필요로 하는 정보는 거의 제공하지 않는다는 것이 결점이다.

결정적으로 부족한 것은 '치료하지 않은 경우에는 어떻게 될까'에 관한 정보다. 그래서 치료를 받을지, 암을 방치할지 고민하는 사람에게는 도움이 되지 않는다고 단언할 수 있다.

그러나 이런 사이트를 보고 자신도 모르는 사이에 치료하는 쪽으로 유도되는 사람들이 적지 않다. 국립암연구센터나 대학병원 등의 '암 정보 사이트'가 일종의 세뇌장치가 된 것이다.

> **A28** 표준 치료 내용은 확인할 수 있지만 '불이익에 관한 내용'이라든가, '치료하지 않은 경우에 관한 내용' 등 환자에게 정말 필요한 정보는 거의 없다. 치료 여부를 두고 고민하는 사람에게는 도움이 되지 않는다.

가족이 환자 본인에게 암을
'고지하지 않는다'는
선택을 할 수 있을까?

치매 환자가 아니라면 고지하는 것이 좋다.

　일본에서는 1980년대까지 암 발병 사실 고지를 금기시했다. 그 무렵 매년 수십만 명이 암이라고 진단받았지만, 일본에서 사실을 고지받은 사람은 한 명도 없었을 것이다. 국립암연구센터와 암 연구회 병원에서도 '진균증(곰팡이)'이라 말한 후 수술했고, '영양제'라 말하며 항암제를 투여했다.

　그러나 이렇듯 암이라는 사실을 알아채지 못하게 하기 위해 의사, 간호사는 물론이거니와 가족까지도 환자와의 대화를 피하게 되는 까닭에 환자는 '고독 지옥'에 빠지게 된다. 또 항암제로 나을 가능성이 있는 혈액암도 충분한 치료를 할 수 없는 등 사실대로 고지하지 않아 일어나는 폐해는 막대했다.

그래서 나는 미국 유학에서 돌아온 후 이상적인 암 치료를 실현하기 위해 고지를 시작했다. 환자 전원에게 고지하게 된 것은 아마 일본 최초일 것이다.

이런 경위와 체험을 통해 나는 어린이, 고령자를 포함해 암은 모두에게 고지해야 한다고 생각한다. 실제로 나의 세컨드 오피니언 외래에는 80세가 넘은 고령자가 자주 방문하는데, 모두 기억력이며 판단력이 또렷해서 앞으로의 방침을 자주적으로 판단한다. 그런 분들의 경우 가족도 고지를 망설이지 않는 듯하다.

문제는 나이가 아니라 치매 증상 등으로 판단력이 떨어지는 경우다. 그런 환자에게 고지하면 암에 대한 공포와 불안만 커져서 수습이 안 될 가능성이 있다. 그래서 나는 그런 경우에는 꼭 고지하라고는 하지 않는다. 오히려 하지 않는 편이 좋지 않을까 생각한다.

다만 판단력이 떨어진다는 이유로 고지하지 않는 경우에는 수술과 항암제 치료도 하지 않아야 한다. 이성적으로 생각할 수 없는 사람이 수술 후유증과 항암제 부작용을 견뎌내기는 힘든 까닭이다.

방사선 치료는 신체적 부담이나 부작용이 적으므로 받아

도 된다고 생각하는데, 치료 중에 움직이지 말고 가만히 있으라는 의사의 지시에 따르지 못해서 속행이 불가능해지는 경우도 있다. 치매 증상이 심한 경우는 더욱 그렇다.

A29 암은 모두에게 고지해야 한다고 생각한다. 그러나 치매 증상이 보이는 사람에겐 하지 않는 편이 좋을 수 있다. 다만 이 이유로 고지하지 않을 때는 수술과 항암제 치료도 해선 안 된다.

암에 걸리지 않고
장수하는 30가지 습관

현대의학이 놓치고 있는 암 치료의 맹점

초판 1쇄 발행 2019년 2월 22일
초판 4쇄 발행 2023년 8월 18일

지은이 곤도 마코토
옮긴이 홍성민
펴낸이 신경렬

상무 강용구
기획편집부 최장욱 송규인
마케팅 신동우
디자인 박현경
경영지원 김정숙 김윤하
제작 유수경

출판등록 2011년 6월 2일 제2011-000158호
주소 04043 서울특별시 마포구 양화로 12길 16, 더난빌딩 7층
전화 (02)325-2525 | **팩스** (02)325-9007
이메일 book@thenanbiz.com | **홈페이지** www.thenanbiz.com

ISBN 978-89-8405-954-2 03510